Julia Henchen

LUST faktor

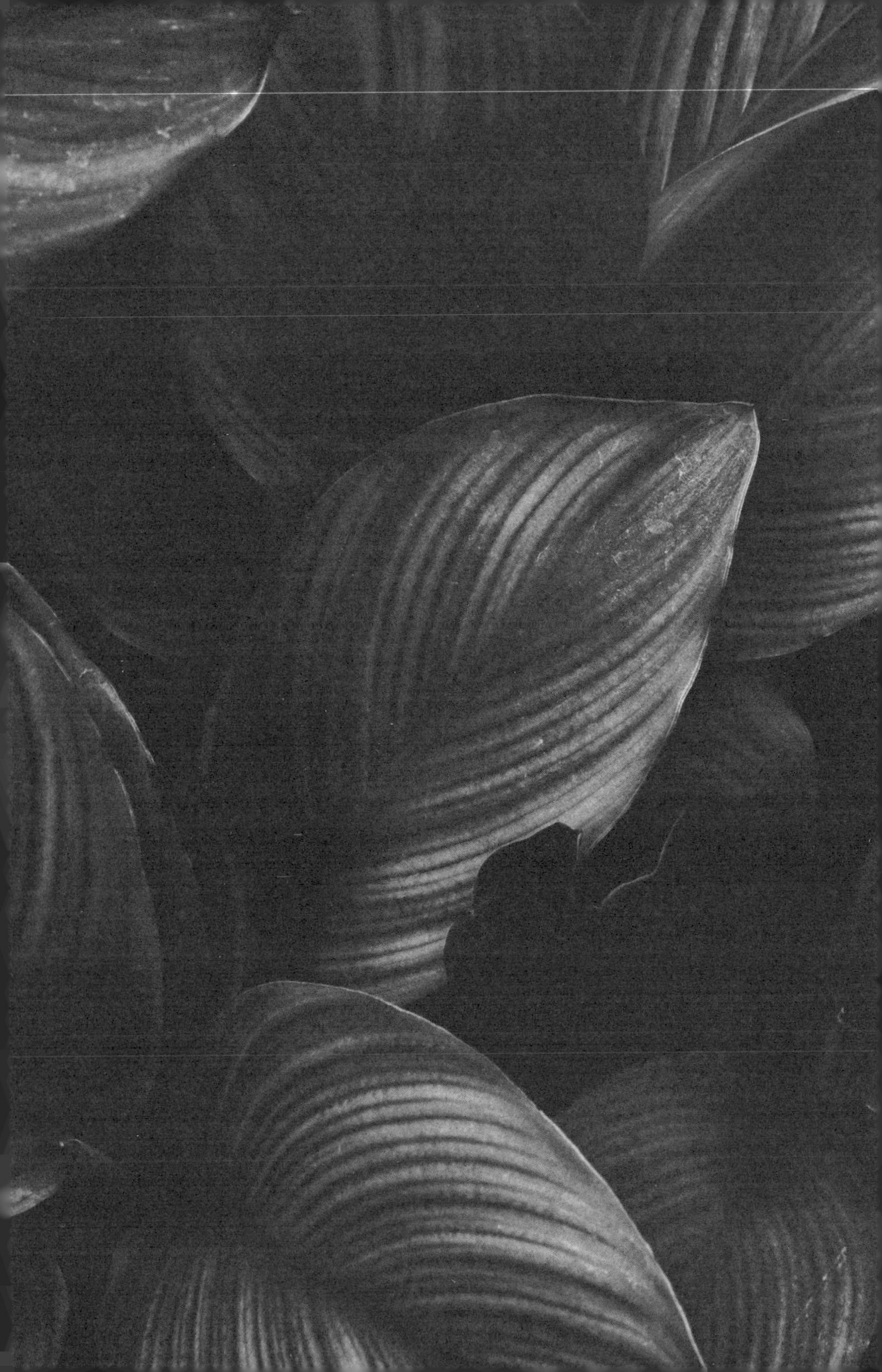

Julia Henchen

LUST faktor

Wie du Solosex so richtig genießen kannst

mvgverlag

Bibliografische Information der Deutschen Nationalbibliothek
Die Deutsche Nationalbibliothek verzeichnet diese Publikation in der Deutschen Nationalbibliografie.
Detaillierte bibliografische Daten sind im Internet über http://d-nb.de abrufbar.

Für Fragen und Anregungen
info@mvg-verlag.de

Originalausgabe
1. Auflage 2022

Türkenstraße 89
80799 München
Tel.: 089 651285-0
Fax: 089 652096

Illustrationen: Daniel Reyle
Redaktion: Ariane Novel
Umschlaggestaltung: Maria Verdorfer
Umschlagabbildung: Shutterstock/pernsanitfoto
Layout und Satz: Ortrud Müller, Die Buchmacher – Atelier für Buchgestaltung, Köln
Druck: Florjancic Tisk d.o.o., Slowenien
Printed in EU

ISBN Print 978-3-7474-0425-6
ISBN E-Book (PDF) 978-3-96121-813-4
ISBN E-Book (EPUB, Mobi) 978-3-96121-814-1

INHALT

HALLO!

Schön, dass du dich für dieses Buch entschieden hast. Ich freue mich, dass du deinen Körper und deine Lust entdecken möchtest. Sich selbst zu befriedigen, sich um seine Sexualität zu kümmern, ist ein Akt der Selbstliebe. Wir alle, jeder Mensch, hat ein Recht auf eine freie Sexualität und auf den Sex, den er wirklich haben möchte. Ich helfe dir in diesem Buch, deinen Körper und dich besser zu verstehen, sodass du deinen Solosex genießen wirst und deinen Körper auf eine liebevolle Art einbeziehen kannst. Dafür arbeiten wir auf allen Ebenen: Wir lernen im Laufe des Buches alle Körper- und Geschlechtsteile kennen, befassen uns mit unseren mentalen Voraussetzungen für unsere Lust. Unsere verinnerlichten Glaubenssätze können zum Beispiel verhindern, dass du deine Sexualität lustvoll ausleben kannst. Wir befassen uns mit weitverbreiteten Mythen und natürlich mit der Frage, wie du deine Sexualität positiv verändern kannst. Ich habe einige Übungen aus meiner Praxis zusammengestellt und werde dir anhand von Geschichten aus meiner Praxis und meinem Privatleben erzählen, welche Lösungen bereits funktioniert haben. Zu unserer Sexualität gehört so viel mehr als nur der Sex mit anderen Menschen – Sexualität ist ein Grundbedürfnis und gehört elementar zu uns. Diesen Unterschied zu verstehen und die eigene Lust zu erfassen, wird dir dabei helfen, deinen Solosex zu genießen und die Sexualität in dein Leben zu lassen.

Mein Name ist Julia Henchen, ich bin Sexualpädagogin, systemische Beziehungs-, Paar- und Sexualtherapeutin und neben meiner Arbeit kläre ich auf meinem Instagram-Account *Lustfaktor* über falsche Vorstellungen und Mythen über Sexualität auf. Ich möchte, dass du dich und deine Sexualität besser verstehen lernst, damit du dich beim Sex wohlfühlen kannst. In meiner Praxis sehe ich vor allem Menschen mit Fragen zur sexuellen Unlust, Problemen beim Orgasmus, Bindungsthemen oder Verlustängsten. Ich sehe Paare und Einzelpersonen, die sich selbst und ihre Partner*innen verstehen wollen und etwas über ihre Sexualität lernen möchten, und ich treffe Schüler*innen in Schulen, um über Sexualität aufzuklären. Alle eint die Angst, dass etwas mit ihrem Sexleben nicht stimmt.

Meine Mission ist, dass du dich wohlfühlst mit dir und deinem Körper und das tun kannst, was gut für dich ist. Dazu gehört auch, nicht alles zu glauben, was du über dich und deine Sexualität denkst. Das Wichtigste ist, dass es immer darum geht, was du willst. Vielleicht fühlst du dich nicht immer bei allem wohl, was du hier liest, oder du hast eine andere Meinung? Damit habe ich kein Problem, das ist gut und wichtig. Ich möchte dir meine Haltung zum Thema Sexualität zeigen, und die ist eine Meinung. Das heißt nicht, dass diese immer richtig oder für dich passend ist. Ich möchte dich dazu einladen, immer zu prüfen, was du für dich mitnehmen möchtest. Für Fakten oder Hypothesen findest du am Ende des Buches ein Quellenverzeichnis.

Auf Instagram spreche ich offen über Sex und viele Menschen teilen ihre Erfahrungen öffentlich zu diesem Thema. Das heißt aber nicht, dass du das auch tun musst – deine Sexualität gehört nur dir! Das gilt auch für die Frage, ob du Sex haben willst. Sex kann zu einem gesunden Leben beitragen, das liest man häufig und es stimmt auch, zumindest meistens. Denn Sex kann uns auch traurig machen oder uns nicht guttun. Vor allem aber definiert dich Sex nicht, schon gar nicht deinen Wert als Menschen. Frei entscheiden kannst du dich nur, wenn du das ohne Zwang und Druck machst. Du möchtest gerade keinen Sex? Schön, dass du das so klar für dich weißt. Du findest Selbstbefriedigung eher unangenehm? Hey, dann finde andere Wege, um dich gut zu fühlen. Du möchtest mit fünf verschiedenen Menschen an einem Abend Sex haben und für alle ist es cool? Viel Spaß. Sex ist etwas, das in erster Linie Spaß machen soll, keinen Druck verursachen. Nur du definierst deine Lust für dich – sonst niemand.

Es gibt viele falschen Vorstellungen von Sex und Selbstbefriedigung. Ich möchte damit aufräumen und Klarheit verschaffen, da diese viele Menschen begleiten und Sorgen bereiten. Auch dafür ist es wichtig, dass du für dich entscheidest, was du willst. Selbstbefriedigung definiert nicht deinen Wert. Es kann bereichernd sein, sich auf eine Reise zur eigenen Sexualität und zu eigenen Wünschen, Fantasien und zur eigenen Lust zu machen, wenn du dich dazu bereit fühlst. Dafür möchte ich dir hier ein paar Hilfestellungen geben, dafür ist es auch vollkommen egal, wie oft du dich selbst befriedigst. Ich möchte dir in diesem Buch erklären, wie Selbstbefriedigung aus meiner Sicht für die eigene Sexualität wichtig sein kann, was dir helfen kann, dich selbst zu entdecken, und dir Tipps und Anregungen für dein Sexleben mitgeben.

Ich wünsche dir superviel Spaß und freue mich jederzeit über dein Feedback.

Deine Julia

DISCLAIMER

Ich schreibe in diesem Buch von Menschen und Genitalien, denn die Vorstellung, es gäbe nur die Kategorie Mann und Frau, ist einfach falsch. Ich möchte dieses Buch nutzen, um alle Menschen und ihre Lust sichtbar zu machen. Ich nutze daher Begriffe wie »Menschen mit Vulva« oder »Menschen mit Penis«, wenn ich das Genital in den Mittelpunkt stellen möchte, und nicht die Tatsache, wie wir sozialisiert wurden – Menschen identifizieren sich nicht automatisch als Frau oder Mann, nur weil wir Merkmale wie Penis oder Vulva wahrnehmen. Natürlich lerne auch ich und mir passieren Fehler. Sollte dich etwas verletzen, schreibe mir bitte eine Nachricht, denn ich möchte niemanden unsichtbar machen. Du kannst mich über mail@julia-henchen.de kontaktieren.

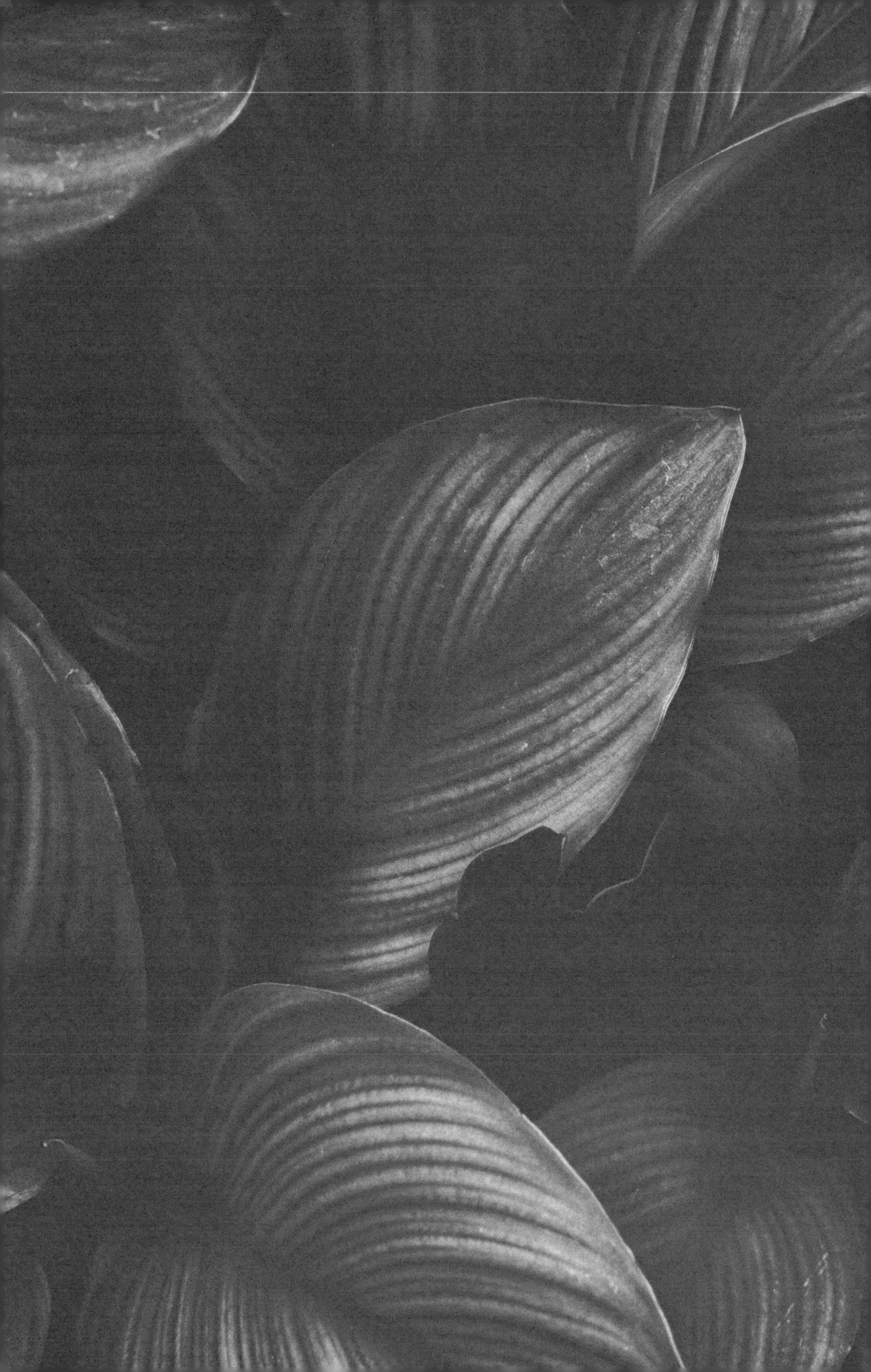

1.

SEX, LUST UND SELBSTBEFRIEDIGUNG – WAS ALLES BESTIMMT DEINEN LUSTFAKTOR?

Sex ist heiß, leidenschaftlich und alles andere als langweilig – so ist die Idealvorstellung vieler Menschen. Wir sollten immer Lust haben, bitte nicht prüde sein und neben gutem wifey Material am besten noch fuckable. Klar, gerne doch! Aber was, wenn der Sex eher mittelgut, das kleine Schamgefühl ständig anwesend ist und sich Solosex komisch anfühlt? Was, wenn das mit dem Orgasmus nicht klappen will, die scheinbar »normalen« ein- bis zweimal Sex pro Woche schon sehr lange her sind und du dich nun fragst, ob das alles normal ist?

Als Sexualtherapeutin habe ich vor allem das gelernt: Alle Menschen stellen sich diese Fragen. Sie denken darüber nach, ob mit ihnen und ihrem Sex alles okay ist, mit ihrer Partnerschaft, mit ihren sexuellen Fantasien. Ist es normal, dass sie beim penetrativen Sex keinen Orgasmus bekommen? Oder dass Sex vor allem Penetration ist? Was ist denn nun normal und was nicht? Und wer – verdammt noch mal – bestimmt das eigentlich?

Allein das Wort »Sex« löst so einiges in uns aus, Druck zum Beispiel, denn, mal ganz ehrlich, sollten wir nicht jederzeit bereit sein? Zumindest bekommen wir das häufig genug durch Werbung, Filme oder Podcasts vermittelt. Sex – ein Kribbeln, Fantasien, Lust. Aber auch: Stress, unangenehme Gefühle, Scham oder gar Schuld.

Ich möchte mit einer Szene aus dem Film *Was Frauen wollen* starten, um zu zeigen, wie unsere Vorstellung von Sex geprägt ist: Ein Mann legt sich ins Bett, seine Hände wandern unter der Decke hinüber zu seiner Frau. Sie berühren ihren Rücken und streichen zwar vorsichtig, aber fordernd an ihrer Hüfte entlang zu ihrem Bauch. Die Hände wandern unter ihr Nachthemd. Er rutscht näher an sie heran und sie kann seinen Atem in ihrem Nacken spüren. Sie dreht sich um, sieht ihn an und sagt: »Heute nicht, Schatz, ich habe Kopfschmerzen und brauche eine Advil.« Mel Gibson, der den Junggesellen Nick Marshall spielt, hält die amerikanische Version von Ibuprofen in den Händen und antwortet: »Advil – so mild und gut verträglich. Es wirkt sogar, wenn Sie eine

Migräne vortäuschen.« Witzig? Nicht wirklich. Ein Klischee? Auf jeden Fall. Und doch ist es eine gängige Vorstellung von Sexualität, vor allem die von weiblich gelesenen Menschen. Diese Geschichte aus diesem Film ist eine Szene, die wir vielleicht auch aus anderen Erzählungen kennen. Sie vermittelt, dass Frauen weniger Lust auf Sex haben. Obwohl wir heute in vielen Filmen diversere Darstellungen sehen, ist das gesellschaftliche Bild von diesem Narrativ geprägt. In Serien wie *Sex and the City* werden wiederum andere Rollen und Bilder von Frauen und ihrer Sexualität aufgezeigt, aber auch hier sehen wir toxische Beziehungsmuster und die ständige Bewertung der weiblichen Sexualität. In vielen Filmen, in denen die »weibliche Lust« so dargestellt wird, wie wir die »männliche« Lust meinen zu kennen, geht es häufig um dieselben Themen: viel Sex mit vielen Menschen. Wir erzählen dieselbe Geschichte, nur ist es nun eben die Frau, die viel Sex will. Gleichzeitig entsteht bei den Zuschauer*innen das Gefühl, nicht so sexy zu sein wie im Film, nicht so cool und lässig über Sex reden zu können, generell nicht gut genug zu sein. Es vermittelt das Bild, dass du geliebt wirst, wenn du viel Sex möchtest. Oral-, Anal- und Vaginalsex. Sei cooler als andere Frauen, sei willenlos, aber nicht zu offenherzig, sei sexuell verfügbar. *Sex and the City* war zur damaligen Zeit aber auch eine Serie, die neue Perspektiven auf die weibliche Sexualität eröffnete und mit falschen Vorstellungen aufräumte.

So entstehen vor allem Unsicherheit und ambivalente Gefühle bezogen auf den eigenen Körper, die eigene Sexualität, die eigenen sexuellen Fantasien, und das hat Auswirkungen auf die Wahrnehmung sexueller Lust. Es führt zu Vergleichen mit anderen Frauen, anderen Menschen, die besseren Sex haben, cooler und schöner sind. Sexy und willenlos. Die gesellschaftliche Darstellung von weiblicher Sexualität ist nicht nur durchzogen von Klischees, sie ist auch darauf ausgerichtet, was Männer wollen. Was sie toll finden, wie sich Frauen im Bett bewegen, stöhnen sollen und wie sie sich selbst berühren – was sie natürlich müssen, alles andere ist prüde. Ich will damit zeigen, dass auch unsere Vorstellungen von Sex und wie er abläuft, von Fantasien anderer geprägt ist. Meist sind es die Fantasien von alten, weißen Männern. Na, vielen Dank auch!

Dieses Bild verändert sich. Das ist gut, und doch leben viele ihren Sex und ihre Sexualität nicht aus. Und am Ende bleiben häufig existenzielle Fragen: Sind meine Fantasien normal? Sind meine Wünsche normal? Ist es okay, dass ich keinen Sex will? Oder nur Sex ohne Liebe? Bin ich *wirklich* normal? So, let's talk about Sex, Baby!

MEIN WEG

Eigentlich kam ich per Zufall zum Thema Sexualität – oder vielleicht auch nicht. Auch wenn ich als Sexualtherapeutin arbeite und mich intensiv damit beschäftige, ist meine Reise zu meiner Sexualität noch lange nicht abgeschlossen. Das liegt in der Natur der Sache, Sexualität verändert sich im Laufe des Lebens, genauso wie ich mich verändere, deshalb bin ich mir sicher, dass wir diesen Weg ein Leben lang gehen.

Als Jugendliche habe ich durch Beobachtungen und Erzählungen gelernt, sexy und wilder als andere Frauen zu sein, cooler, nicht eifersüchtig – dann wirst du gemocht. Als junge Frau habe ich gemerkt, sexy gekleidet zu sein, fällt auf, gefällt aber nicht jedem, vor allem nicht immer dem eigenen Freund. Ein bisschen eifersüchtig solltest du schon sein – sonst macht dich das verdächtig. Als Studentin begriff ich, beim Sex solltest du willenlos sein, aber nicht zu leicht zu haben. Heute weiß ich, dass ich und meine Sexualität ständig bewertet wurden. Und endlich begriff ich, dass ich gar nicht weiß, was ich wirklich will. Danke, Mel Gibson.

Es war also auch nicht verwunderlich, dass ich, als ich mit Mitte 20 zum ersten Mal eine Abbildung der Klitoris in ihrer vollen Größe sah, auch erst verstand, wo mein eigener Orgasmus herkommt. Alles, was ich bis dahin über Sexualität und Sex gelernt hatte, betraf nicht meinen Körper, sondern nur die Wirkung auf andere. Ich entdeckte das Kunstprojekt von Sophia Wallace, einer amerikanische Konzeptkünstlerin und Fotografin. Sie wurde durch ihr Projekt *Cliteracy* bekannt, unter anderem zeigt sie die Klitoris als Skulptur. Ich starrte auf mein Handy und konnte es kaum glauben: Das soll meine Klitoris sein? Wieso hatte ich diese Abbildung noch nie zuvor gesehen? Ich wurde wütend auf diese sexualisierte Gesellschaft, die mir nichts beibrachte, außer wie ich den perfekten Blowjob zu geben habe. Ich beschäftigte mich zum ersten Mal mit der Anatomie meiner Klitoris, und plötzlich wurde Biologie spannend. Die Eindrücke faszinierten mich so, dass ich immer mehr über meinen eigenen Körper lernte. Wie unglaublich und großartig dieser funktionierte. Ich recherchierte, las und betrat eine neue Welt. Ich wollte mehr wissen, mehr darüber sprechen und dieses Wissen weitergeben. Das hat mich so beeindruckt, dass ich entschied, das zu meinem Beruf zu machen: Anderen Menschen erzählen, wie Geschlechtsteile wirklich aussehen und wie sie funktionieren. Denn das wurde mir bei den ganzen Recherchen klar: Wir lernen nicht in der Schule und nicht einmal im Porno, wie die Klitoris aussieht, schon gar nicht, was sie alles kann. Vor allem lernen wir nicht, wie die Selbstbefriedigung der Vulva funktioniert.

Diese Recherchen haben mir geholfen, meinen Körper anzunehmen und ihn zu lieben, wie er ist. Das waren wichtige Schritte zu meiner eigenen Sexualität und zu meiner Lust. Als ich verstanden habe, dass ich nichts wollen muss, was andere wollen, und alles wollen kann, was ich wirklich will, ist der Knoten geplatzt, und das hatte Auswirkungen auf meine mentale, körperliche und psychische Gesundheit. Alles ist okay. Merke dir: Niemand darf dir deine Lust oder deine Gefühle absprechen. Aber genau das passiert, gerade beim Thema Sexualität, immer noch sehr häufig.

WAS IST EIGENTLICH SEX?

Wenn wir über Sex sprechen, ist nicht immer klar, was wir damit eigentlich wirklich meinen. Sprechen wir über Sexualität, so sprechen wir über Bedürfnisse, sprechen wir hingegen über Sex, so sprechen wir häufig über Penetration, Oralverkehr oder andere sexuelle Praktiken. Ich möchte dir einmal den Unterschied erklären, da er für viele Menschen eine wichtige Bedeutung hat. Dafür möchte ich dir Annika[1] vorstellen, die mit einer wichtigen Frage in meine Praxis kam. Annika hat gerne Sex mit ihrer Freundin oder mit anderen Menschen. Sex ist für sie ein Ausdruck ihrer sexuellen Identität, ihrer Lust, und sie hat Spaß an Sex. Sex bedeutet für sie aber mehr: Verbundenheit und Nähe. Seit einiger Zeit ist sie nun in einer Beziehung und der Sex wurde immer weniger. Sie fragt sich, ob sie ein sexloses Leben führen möchte oder ob der Zeitpunkt gekommen ist, »weiterzuziehen«. Annika und ich trafen uns für eine Sitzung und wir konnten in dieser Stunde herausarbeiten, welche Bedürfnisse sie mit Sex befriedigen möchte: nämlich ihre Sexualität. Hä?

Aber beginnen wir von vorn. Kennst du die Maslow'sche Bedürfnispyramide? Meistens begegnet sie uns einmal im Leben – in der Schule –, doch eigentlich sind wir täglich mit ihr konfrontiert. Die Bedürfnispyramide ist ein sozialpsychologisches Modell des amerikanischen Psychologen Abraham Maslow (1908–1970). Das Modell beschreibt auf sehr anschauliche Art, wie die menschlichen Bedürfnisse durch ihre Motivation funktionieren. Die Bedürfnispyramide wird in fünf Bereiche eingeteilt. Auf der ersten Stufe vermerkt Maslow die physiologischen Grundbedürfnisse, worunter alle Bedürfnisse fallen, die zum Erhalt des Lebens notwendig sind. Auf der ersten und wichtigsten Stufe befinden sich Bedürfnisse wie zum Beispiel Hunger, Durst, Schlaf und ja, auch Sexualität.[2] Momentan mal? Was? Wir müssen SEX haben, sonst sterben wir? Natürlich nicht, aber genau das bleibt häufig im Kopf hängen, wenn Lehrer*innen diese Pyramide nicht im Gesamten erklären. Denn ja, Sexualität ist für unser (Über-)Leben wichtig, Sex hingegen nicht. Es bedeutet allerdings nicht – das wird häufig missverstanden –, dass Sex ein Trieb und für das Überleben notwendig ist.

Was bedeutet das genau? Sexualität umfasst zum Beispiel Nähe, Berührungen und Zärtlichkeit, auch im Wunsch der Zugehörigkeit und Bindung steckt Sexualität. Kurzum: Unter Sexualität wird all das zusammengefasst. Auf der nächsten Stufe befindet sich das Bedürfnis nach Sicherheit, dazu zählt zum Beispiel der Schutz der eigenen Person durch eine Wohnung. Die Stufen darüber sprechen soziale Bedürfnisse an, wie zum Beispiel Freundschaft, und die Wertschätzung der eigenen Person, worunter Anerkennung und Status fällt. An der Spitze steht die Entfaltung der eigenen Persönlichkeit. Sex hingegen ist erst einmal genau das, was erwachsene Menschen unter Sex verstehen: Zwei oder mehrere Menschen haben Sex. Für Sex nutzen wir dabei meist unterschiedliche Möglichkeiten, laut der Allgemeinbevölkerung bedeutet Sex meist Penetration, also wenn der Penis von der Vagina aufgenommen wird. Dieses Bild von Sex engt uns jedoch super ein, denn wäre Sex nur Penetration, wäre das ja ganz schön langweilig.

Warum haben wir denn überhaupt Sex? Jetzt wird es spannend: Erwachsene haben häufig Sex, um ihre Bedürfnisse nach Sexualität zu befriedigen. Aha! Menschen, die keine Liebe, keine Nähe oder Berührungen erleben, werden vereinsamen, haben Bindungsschwierigkeiten und können sogar sterben. Dafür beobachtete im Jahr 1946 René Spitz, ein amerikanischer Psychoanalytiker, der sich mit der Erforschung und Psychologie von Säuglingen befasste, wie sich Säuglinge in Waisenhäusern verhalten, die ohne Bindung zu ihren Eltern (oder einer anderen Bezugsperson) aufwachsen. Er beobachtete, wie eine Krankenschwester meist bis zu acht Säuglinge versorgte, die in einem großen Saal untergebracht wurden und nur Nahrung sowie eine hygienische Grundversorgung bekamen. Es wurde also nur zur Fütterung sowie zur

Körperpflege mit ihnen interagiert. Spitz beobachtet, wie diese Kinder mehr und mehr vereinsamten, abnahmen, weinten und depressive Verhaltensweisen zeigten. Viele Untersuchungen, die später in Waisenhäusern folgten, zeigten ähnliche Ergebnisse. Der britische Psychologe John Bowlby, der im Auftrag der WHO arbeitete, fand im Anschluss an die Erkenntnisse von Spitz heraus, dass die Bindung zwischen Eltern und Kindern, vor allem im Säuglingsalter, entscheidend für die spätere Bindung ist. Seine Mitarbeiterin Mary Ainsworth konnte außerdem aufzeigen, dass Muster unsere Bindungen prägen. Sie war die erste Psychologin, die von »unsicheren« und »sicheren« Bindungsstilen sprach. Diese Theorie wird bis heute unterrichtet und in der Praxis genutzt.[3] Das bedeutet also, dass wir sehr wohl ohne Sex, nicht aber ohne Sexualität leben können.

Kommen wir zurück zu Annika. Annika verstand in unserer Sitzung, dass der Wunsch nach Nähe, Liebe, Zugehörigkeit nicht mit Sex befriedigt werden kann. Sie hatte so viel Sex, und doch blieb ihr eine Leere – das Bedürfnis nach Sexualität wurde nicht befriedigt. Sex mit vielen verschiedenen Menschen gab ihr kein Gefühl von Sicherheit, Liebe und Zugehörigkeit, sondern verunsicherte sie sogar deutlich mehr. Gleichzeitig fragte sie sich zum ersten Mal, wie sie darauf kam, viel Sex haben zu müssen, um als sexueller Mensch zu gelten. Annika konnte in einer Sitzung ihr Thema verstehen.

Es kann also durchaus sein, dass du keinen Sex brauchst, um deine Bedürfnisse nach Sexualität zu stillen. Warum haben wir also Sex? Sex ist eine Form der Kommunikation, der Begegnung, wir können damit die Bedürfnisse nach Geborgenheit, Nähe, Berührungen ausleben und bekommen Bestätigung und natürlich die Befriedigung von Erregung. Wir haben gelernt, dass wir über Geschlechtsverkehr unsere Bedürfnisse nach Sexualität stillen, doch es gibt auch so viele andere Wege: Solosex, Streicheln, Zusammenhalt, Anschauen, Anfassen, Im-Arm-Halten, Jemanden-Halten, Berührt-Werden, Gesehen-Werden. Vielen

Menschen, die zu mir in die Beratung kommen, fehlt ihre Sexualität, nicht ihren Sex. Sobald wir das verstanden haben, können wir uns vom Druck befreien und selber bestimmen, wie wir Sex leben wollen.

Daran schließen sich die Fragen an: Wie wurdest du geliebt und wie zeigst du Liebe? Häufig haben wir eine starke innere Stimme, die sehr streng mit uns ist. Eine wichtige Aufgabe in der Therapie ist es, dieser Stimme einen Raum zu geben und zu hören, was sie da eigentlich sagt. Nicht selten vermittelt diese Stimme negative Botschaften, die wir von unseren ersten Bezugspersonen als Säugling und Kleinkind gehört haben. Wie damals mit dir umgegangen wurde, hat viel damit zu tun, wie du heute Sexualität lebst und welchen Zugang du zu ihr hast. Zum Beispiel kannst du dich einmal fragen, ob du deinen Körper generell gut spüren kannst, deine Gedanken eher damit beschäftigt sind, dich und andere zu bewerten, oder du dir liebevoll gegenüberstehst.

Auch unsere Körperhaltung hat viel damit zu tun, wie wir Sexualität erlebt haben. Manchmal nehmen Menschen eine Körperhaltung ein, die »Bleib mir bloß vom Leib« vermittelt. Dann stellt sich die Frage, ob dieser Mensch durch diese Körperhaltung andere Menschen von sich und seinen Bedürfnissen abhalten möchte oder gar muss und ob es ihm unangenehm ist, wenn ihm Menschen nahe sind. Vielleicht hat dieser Mensch als Kind erlebt, dass Bindung etwas Zerbrechliches ist und sie jederzeit wegfallen kann. Diese große Sorge kann sich in der Sexualität zeigen, indem er Sex mit vielen unterschiedlichen Menschen hat, aber keine Nähe aufbauen kann. Oder gar keinen Sex. Ich habe viele Übungen für dich erarbeitet, anhand derer du mehr über deine eigene Bindungserfahrung nachdenken kannst. Du findest sie im Kapitel 3, »Was unsere Lust beeinflusst«, ab Seite 93. Häufig erlebe ich Paare, deren Thema Unlust ist. Es heißt dann: »Sie/Er lässt mich nicht ran, ich sehne mich so sehr nach Liebe.« Machst du auch deine Sexualität und deine Befriedigung davon abhängig, ob andere Menschen sie dir befriedigen, oder sorgst du dich selbst für deine Sexualität? Natürlich ist es auch vollkommen legitim, wenn wir uns in einer Partnerschaft wünschen, Sex mit dieser Person haben zu wollen. Letztlich ist aber jeder Mensch für seine eigene Sexualität verantwortlich. Dies kann zum Beispiel auch bedeuten, dass Solosex ein wichtiger Teil deiner Sexualität ist, ebenso wie partnerschaftlicher Sex.

Es kann also viele neue Erkenntnisse für dich bereithalten, wenn du dich mit deinen Erfahrungen aus der Kindheit befasst. Ich erlebe es nicht selten, dass Menschen davor große Angst haben und sich Sorgen machen: »Was, wenn ich etwas Schlimmes über mich oder meine Vergangenheit herausfinde?« In der Praxis erlebe ich immer wieder, dass Menschen befürchten, dass sie vielleicht schlimme Erfahrungen gemacht haben könnten, die sie verdrängt haben und die in der Therapie zum Vorschein kommen. Eine andere weitverbreitete Angst ist, dass sie befürchten, etwas über ihre Fantasien herauszufinden, das abnormal sein könnte.

Ich möchte euch diese Angst ein wenig nehmen, wenn ihr beginnt, euch mit euch selbst und eurer Sexualität zu beschäftigen, oder gar überlegt, eine Therapie in Angriff zu nehmen. Es kann sein, dass ihr etwas Neues über euch erfahrt, das vielleicht Angst macht. In der Regel ist es aber gar nicht so, dass man etwas Neues erfährt, weil man es verdrängt hat oder gar »im Unterbewusstsein begraben hat«. Für viele Menschen ist das Unterbewusstsein wie eine verschlossene Truhe, worauf wir keinen Zugriff haben – bis uns ein*e Therapeut*in danach fragt.[4] Dieser Mythos, der dafür sorgt, dass viele Menschen Angst vor ihrer Vergangenheit haben, kann dazu führen, dass wir keine Gedanken an Sexualität oder Sex teilen möchten.[5] Nicht selten sind diese Ängste unbegründet, vielmehr sind die Gefühle, die uns in Zusammenhang mit Sexualität beschäftigen – Scham oder Sorge –, unerwünschte Gefühle, die wir nicht zuordnen können. Unsere Sexualität ist eng mit unseren Bezugspersonen verknüpft und viele Gedanken in diesem Bezug sind uns peinlich. Sex, Sexualität und Eltern? Passt einfach nicht zusammen.

Wow – Sex und Sexualität hat uns nun tief in deine Bindungserlebnisse gebracht. Das ist ziemlich spannend, oder? Und gleichzeitig ergibt es so viel Sinn. Vielleicht ergeht es dir wie Annika und du hast das Gefühl, dass du durch Sex deine Bedürfnisse nicht so recht befriedigen kannst. Dann darfst du dich einmal fragen, wie dein Sex momentan aussieht und wie er aussehen müsste, damit du dein Bedürfnis nach Sexualität vollkommen befriedigen kannst. Vielleicht fehlen dir Berührungen? Vielleicht fehlt dir auch generell ein Zugang zu deiner Sexualität in deinem Alltag und der Sex mit anderen Menschen ist gar nicht so wichtig. Vielleicht hast du Sex, um deine Lust auszuleben, für Sexualität brauchst du aber viel mehr Vertrauen? Es kann spannend sein, sich diese Gedanken in Bezug auf deine Selbstbefriedigung zu machen. Ist es für dich schön, deine Sexualität und deine Bedürfnisse durch Solosex zu befriedigen?

SELBSTBEFRIEDIGUNG IST TEIL DEINER SEXUALITÄT!

Ich kenne Frauen, die tun es nicht, ich kenne Frauen, die machen es ständig, ich kenne Frauen, die entdecken es erst mit 30 und andere bereits im Jugendalter. Das alles spielt überhaupt keine Rolle, doch was eine Rolle spielt und was viele vereint, ist, dass sie nicht immer wissen, wie groß die Klitoris ist und wo sie eigentlich genau sitzt. Hinzu kommt, dass viele es schnell tun, als ob Selbstbefriedigung etwas ist, das man rasch hinter sich bringen müsste. Das ist kein *weibliches* Phänomen, nein, die meisten Menschen, egal, welches Genital sie haben, versuchen, während der Selbstbefriedigung schnell zum Orgasmus zu kommen. Das geschieht nicht unbedingt bewusst. Viele tun es schnell, leise und fühlen sich nicht immer gut danach. »Was habe ich denn da gemacht, das gehört sich aber nicht«, meldet sich der Kopf beschämt und schüchtern. Wenn ich meine Klient*innen oder Freund*innen frage, warum sie sich selbst befriedigen und welches Ziel sie dabei haben, höre ich häufig: »Ich komme unter zwei Minuten.« Ja, das ist toll, aber was ist das Ziel? Die Befriedigung wird mit viel Druck und unter Anspannung durchgezogen und viele meiner Klient*innen haben sich in ihrem Leben noch keine großen Gedanken darüber gemacht. »Das gehört sich aber nicht«, »So was tun nur Schlampen oder Menschen, die keine Beziehung haben, weil ihnen etwas fehlt« – diese Glaubenssätze können tief verankert sein und sind der Grund für die Schamgefühle. Hinzu kommt die Sorge, erwischt zu werden und was der- oder diejenige dann denkt – wie peinlich.

»Selbstbefriedigung ist mir ehrlich gesagt total unangenehm und ich kann mich überhaupt nicht drauf einlassen. Ich habe ständig das Gefühl, als ob mich jemand beobachtet oder ich etwas mache, was ich nicht sollte«, erklärte mir meine Freundin Lena aufgebracht, als ich ihr erzählte, dass ich mit meinen Klient*innen viel über Solosex sprechen würde. »Gleichzeitig habe ich immer das Gefühl, ich muss es wollen, ansonsten gelte ich als langweilig. Langweilig im Bett.« Lena klang traurig und ich höre ihr zu und nickte bestätigend. »Warum hast du Sex?«, fragte ich sie. Sie sah mich verdutzt an. Forscher*innen haben herausgefunden, dass es mehr als 200 Gründe für Sex gibt.[6] Zum Beispiel aus Langeweile, aus Lust, aber auch ganz gewöhnliche, zum Beispiel um sich davor zu drücken, die Spülmaschine einzuräumen. Sex wird aber auch als Vermeidungsstrategie eingesetzt, zum Beispiel um Streit zu verhindern.

Meine Freundin dachte nach, bevor sie antwortete: »Ehrlich gesagt, habe ich keine Ahnung. Ich dachte aus der Lust heraus, aber ich habe häufig das Gefühl, einfach Lust haben zu müssen, und danach fühle ich mich komisch. Beim Sex mit Tim ist das auch so, wenn ich jetzt darüber nachdenke.« Ich finde es schön, dass Lena ihren Solosex als »richtigen Sex« bezeichnet und wertet, viele Menschen tun das nicht. Oft wird nur die Penetration als *ernsthafter, richtiger, erwachsener* Sex gewertet und in dieser Vorstellung gehört Solosex, oder Sex zwischen zwei Frauen, häufig nicht dazu.

»Glaubst du denn, du musst Sex haben?«, fragte ich Lena interessiert. Wieder überlegte sie, diesmal etwas länger. Ich sah ihr an, dass sie nach einer Antwort suchte und sie nicht fand. »Ich habe absolut keine Ahnung. Wahrscheinlich ja«, sagte sie schließlich. Ich merkte, dass sie gerade Widerstände überwinden musste, um das laut auszusprechen. Während ich zu einer nächsten Frage ansetze, hält Lena die Luft an. »Angenommen, dein Sex wäre begehrenswert, was wäre anders?«, fragte ich sie, inzwischen mit dem Anliegen, meiner Freundin dabei zu helfen, sich selbst und ihre Lust besser kennenzulernen. Lena seufzte. Sie flüsterte: »Denkst du denn, dass Sex immer gut sein muss?« Ich hörte ihre Sorge und wieder die Frage aller Fragen: »Bin ich normal?« Ich wusste genau, wie sich Lena fühlte. Ich sah sie an und nahm sie in den Arm.

In einer Gesellschaft, in der sich alles um Sex dreht und gleichzeitig so viele Mythen über unseren Körper und unsere Sexualität existieren, sind diese Fragen eben genau das: normal. Sei sexy, aber keine Schlampe. Sei hemmungslos, aber bitte nicht zu sehr. Schäm dich für deinen Ausfluss, deine Menstruation und deinen Geruch. Wir lernen, wie wir stöhnen sollen, wie wir dabei aussehen müssen oder was wir sagen dürfen. Wir lernen leider aber kaum, wie wir Zugang zu unserer Lust finden, wie wir uns beim Sex gut fühlen und wie wir unsere Sinnlichkeit genießen können. Wir lernen nicht, dass jeder Mensch seine Lust anders lebt, fühlt und auch nicht, dass es nicht nur »weibliche« und »männliche« Lust gibt.

»Nein, das denke ich nicht«, antwortete ich. »Es ist kaum möglich, immer Lust zu haben, wenn wir ständig darüber nachdenken, ob wir nun sexy daliegen, hemmungslos stöhnen müssen, unsere Menstruation verstecken oder wie Angst haben, er könnte nun gleich meine Falten am Po sehen. Wir alle vergleichen uns beim Sex und beobachten uns selbst. Ständig überprüfen wir uns und unseren Sex, da ist es nicht einfach, den Sex zu genießen. Hinzu kommt, dass es in Beziehung oft schwierig ist, immer den Zeitpunkt zu finden, wo beide Partner*innen Lust empfinden und Sex möchten«, antwortete ich. Lena wirkte erleichtert. »Aber ich denke, dass es sich lohnt, mehr von dem Sex zu haben, den du wirklich willst«, fügte ich hinzu. Das saß. Wenn wir nämlich konsequent nur noch den Sex hätten, den wir wirklich wollen und fühlen, hätten wir vermutlich weniger häufig Sex oder aber viel mehr – vielleicht aber auch nur noch mit uns selbst! Es ist aber ebenso Realität, dass wir in Partnerschaften manchmal Sex haben, obwohl wir eben keine Lust haben. Auch das ist in Ordnung, wenn es dir damit gut geht.

»Ehrlich gesagt weiß ich gar nicht wirklich, was ich will und was mir gefällt. Ich habe das Gefühl, ich ahme das nach, was ich im Porno sehe«, gab sie zu. Und auch damit ist Lena nicht alleine. Wir lernen durch Pornos – doch ein Porno ist nun mal keine Dokumentation, vielmehr ein Actionfilm, und wir sehen eben auch dort nicht immer, wie Sex sein könnte, der uns gefällt. Sex ist so viel mehr als Penetration. Sex ist vor allem auch Solosex – Selbstliebe und Selbstfürsorge. Und leider lernen wir weder im Porno noch in der Schule, wie das gut gelingen kann. Pornos können toll sein, die Frage ist, für was du sie nutzt.

Menschen sind sexuelle Wesen, und das bereits vor der Geburt. Bereits ungeborene Babys stimulieren ihre Genitalien im Bauch der gebärenden Person und auch im hohen Alter haben Menschen noch Lust – auch auf Sex.[7] Es ist also ein Mythos, dass Frauen mit ihrer Menopause Lust auf Sex verlieren. In Seniorenheimen wird beispielsweise immer wieder mal ein Anstieg von Geschlechtskrankheiten vermerkt.

Lena sah mich nun mit großen Augen an. »Woher weiß ich denn, was mit gefällt? Und wie ich mich selbst richtig befriedige?«, fragte sie mich. Viele meiner Klient*innen haben dieselben Fragen und die meisten beschreiben sich selbst als weiblich. Ich bewerte es nicht, es zeigt vielmehr, dass sich Frauen häufiger um ihre Gesundheit kümmern. Wie wir mit unserer Sexualität umgehen, sagt viel über unser Wohlbefinden aus. Und das kann beim Ausprobieren gelingen, wenn man sich mit den Schamgefühlen auseinandersetzt, Fehler in Kauf nimmt, den Mut aufbringt, sich zu zeigen – nicht nur anderen, auch sich selbst –, und es schafft, wirklich ehrlich zu sich selber zu sein. Also los geht's!

SELBSTBEFRIEDIGUNG IST GESUND!

Solosex ist gesund. Aber auch, wenn du keinen Solosex hast, kannst du gesund leben und schon gar nicht definiert diese Tatsache deinen Wert als sexuellen Menschen. Du kannst dich damit beschäftigen und ergründen, warum du es nicht machst, und ich helfe dir gerne dabei, aber du solltest dich nicht zu etwas zwingen, was dir vollkommen fremd ist. Nur du entscheidest, ob du dich selbst befriedigen möchtest.

Was Solosex aber ganz bestimmt ist: ein Akt der Selbstermächtigung. Wir könnten sogar sagen, Solosex ist politisch. Es ist ein Akt der Befreiung. Es erfüllt damit ein wichtiges Bedürfnis. Durch Solosex spürst du, dass *dein Sex und deine Sexualität* nur dir gehören und nur du deine Lust bestimmst. Niemand darf dir vorschreiben, was du zu tun oder zu lassen hast, was du denken oder gar fühlen solltest. Hier nun aber ein paar Fakten, warum Solosex gesund ist:

1. Solosex kann Stress abbauen

Während des Orgasmus sorgen die ausgeschütteten Hormone Serotonin und Dopamin für positive Gefühle. Das Hormon Adrenalin, das zusätzlich einen Kick auslöst, wird ebenfalls freigesetzt. Solltest du jedoch im Anschluss gestresst sein, dich unwohl fühlen oder dich schämen, kann dies wiederum Stress verursachen. Es könnte dir helfen, wenn du dich damit auseinandersetzt und dich fragst, was dich eigentlich beschämt und woher diese oder andere unangenehme Gefühle kommen. Auch hier gilt: Stress dich nicht. Es kann dir helfen, dich selbst besser kennenzulernen und so Stück für Stück einen besseren Zugang zu deiner Sexualität zu bekommen.

2. Solosex wirkt schmerzlindernd

Die Stimulation, die Ausschüttung der Hormone und letztlich auch der Orgasmus haben eine krampflösende Wirkung und regen die Durchblutung an. Solosex hat zum Beispiel positive Auswirkungen auf Menstruationsbeschwerden und Kopfschmerzen. Es gibt auch Berichte darüber, dass Menschen während einer vaginalen Geburt durch einen Orgasmus weniger Schmerzen empfinden. Bei Migräne solltest du allerdings unbedingt mit einem/einer Ärzt*in sprechen.

3. Solosex hilft gegen Schlafstörungen

Falls du Probleme mit dem Schlaf hast, kann dir Selbstbefriedigung helfen, besser ein- und durchzuschlafen.

WARUM ES SICH LOHNT, SICH MIT SOLOSEX AUSEINANDERZUSETZEN

Ich möchte euch von meiner Klientin Lina erzählen, die sich mit Mitte 30 das erste Mal auf den Weg zum Solosex begab und dabei ihren ersten Orgasmus hatte. Lina hatte zu diesem Zeitpunkt eine längere Beziehung und regelmäßigen Sex mit ihrem Partner. Der Sex war okay, aber zu einem Orgasmus kam sie nie so richtig. Sie war sich da nicht ganz sicher, nur, dass ihr der Sex häufig eher unangenehm war. Sie wusste nicht, wie sie sich bewegen, was sie sagen oder mit ihren Händen tun sollte. Sie war überfordert und deshalb war ihre Lieblingssexposition die Missionarsstellung, so musste sie nicht in das Gesicht ihres Partners schauen und konnte ihren Körper verstecken – ihren Bauch, Po und die Brüste.

Zunächst möchte ich dir sagen, dass es vollkommen in Ordnung ist, wenn es dir auch so geht und du dich auch so fühlst wie Lina. Vielleicht hast du dich früher einmal so gefühlt und konntest mittlerweile andere Erfahrungen sammeln, vielleicht hast du diese Erfahrungen noch nie gemacht. All das ist okay und normal. Ich möchte dir erklären, was bei Lina dazu führte, dass sie in Bezug auf Sex und Sexualität so unsicher war und wie sich ihre mentale Gesundheit veränderte, als sie begann, sich damit zu beschäftigen.

Lina bekam von ihrem Freund Max schon immer das Gefühl vermittelt, sie sei etwas prüde oder verklemmt. Es waren kleine Kommentare oder Bemerkungen über andere Frauen, die dazu führten. Über den Körper von anderen Frauen zum Beispiel, über den Sex von anderen Paaren oder der Wunsch nach mehr und anderem Sex, was Max immer wieder einmal anmerkte. Rückblickend war ihm das kaum bewusst, er empfand das eher als *normal* – all seine Freunde redeten doch auch so. Er hatte gelernt, dass Frauen eben nicht so gerne Sex haben und eher etwas schüchtern und zurückhaltend sind. Gleichzeitig konsumierte er Pornos und verstand nicht, warum seine Freundin sie nicht auch mochte.

Du spürst vielleicht schon den Vibe – denn beide standen gleichermaßen mit ihrer Sexualität nicht in Verbindung, sie bewerteten diese durch Vorstellungen anderer, durch Geschichten und Narrative und spielten beide eine Rolle. Ein wichtiger Schritt für Lina und die gemeinsame Sexualität war, erst herauszufinden, was sie eigentlich wollte und warum sie sich so unwohl fühlte. Doch auch Max hatte einiges aufzuholen. Denn auch er musste verstehen lernen, was er – unabhängig vom Porno – eigentlich wirklich gut fand und warum er Lina immer dieses

Gefühl vermittelte, das bei ihr Unsicherheit auslöste. Eigentlich war Max oft selbst verunsichert. Lina entschied, Max zu fragen, ob er nicht auch in die Beratung kommen wollte. Zunächst war es ihm unangenehm, aber er bemerkte, wie sich Lina veränderte. Wenn eine Person in die Beratung oder Therapie geht, hat dies immer auch Auswirkungen auf die Beziehung und es kann hilfreich sein, gemeinsam an den Themen weiterzuarbeiten. Es ist wichtig, auch beim Sex auf Augenhöhe zu sein, damit die Dynamik innerhalb der Beziehung in Balance ist.

Nach kurzer Bedenkzeit raffte er sich auf und wir arbeiteten im Dreiergespräch weiter. Eine gute Entscheidung, da er Lina überraschende Antworten gab, die sie so noch nie von ihm gehört hatte. Auf die Frage, was er beim Sex – unabhängig von Stellungen – gut fände, wusste er zunächst keine Antwort. »Sex ist eben geil.« Lina war irritiert. Das soll Sex für Max sein? Eben *geil*? Sie spürte deutlich, dass ihr dies nicht ausreichte. All ihre Scham und Verletzlichkeit konnte doch nicht einfach nur durch eine »Geilheit« definiert werden. Lina erkannte, dass Max sehr unsicher war und kaum Zugang zu seiner Intimität spürte. Diese neue Erkenntnis gab Lina einen Aufschwung und sie empfand ihre Grenzen und Bedürfnisse plötzlich nicht mehr als beschämend oder peinlich. Im nächsten Schritt war es wichtig, die Aufklärung und das Wissen über den eigenen Körper noch einmal Revue passieren zu lassen.

Lina beschäftigte sich im Verlauf der Therapie sehr viel mit sich und ihren Bedürfnissen. Sie fand heraus, dass sie eigentlich nicht wusste, was sie sexuell anzieht, welche Bilder sie anturnen oder wie das mit dem Orgasmus wirklich funktioniert. Sie begab sich auf eine Reise zu ihrer Lust und begann mit regelmäßigem Solosex. Sie entdeckte dabei ganz neue Lustpunkte – und ihre Klitoris. Sie bemerkte, dass Max sie nie wirklich berührte, egal wo an ihrem Körper. Beim gemeinsamen Sex standen vor allem die Penetration und der Orgasmus von Max im Vordergrund, so wollte Lina nicht mehr weiter Sex haben. Vor allem Berührungen am gesamten Körper fand sie toll, es war also vor allem die Sinnlichkeit, die ihr fehlte.

Max hingegen fragte ich, welche Klischees in seinem Kopf und seiner Fantasie eine Rolle spielten, und zeigte ihm ein Bild einer Klitoris. Zum ersten Mal sah er das »weibliche« Geschlechtsteil in seiner vollen Darstellung. Ohne Bewertung, ohne Scham.

Max beschäftigte sich mit Rollenbildern und lernte neben den Bedürfnissen von Lina auch seine eigenen kennen. Seit seiner Jugend war Max dann erregt, wenn er Brüste, Po oder Vulva in Nahaufnahme sah. Eben wie im Porno. Er hatte nie daran gedacht, dass Sex so viel mehr sein konnte. Es machte ihm auch Angst, denn er fragte sich, was wäre, wenn er derjenige war, der Neues lernen musste – nicht Lina?

Die beiden sind heute auf einem tollen Weg und entdecken ihre Körper gemeinsam neu. Mit Mitte 30 klären sie sich noch einmal auf. Sie entdecken, dass es nicht darum geht, irgendwelche Klischees oder Pornos nachzuturnen, sondern lernen gemeinsam echte Intimität zu spüren und wahrzunehmen. Beide profitieren enorm von dieser Entwicklung und haben manchmal trotzdem Tage, an denen es nicht so klappen mag. Und hier kommt ein wichtiger Hinweis für dich: Deine Sexualität und deine sexuelle Lust sind flexibel und verändern sich. Je nach Lebensphase gibt es auch Momente, in denen Sex einfach nicht so wichtig ist, und andere, in denen man kaum aus dem Bett kommt. Das ist total normal und definiert keine Beziehung.

Die Geschichte von Lina und Max zeigt, dass es sich auch in Partnerschaften lohnen kann, alleine Sex zu haben. Solosex bedeutet für mich auch, die Freiheit zu haben, die eigene Sexualität ganz frei zu gestalten und zu leben, wie man es möchte. Es bedeutet für mich, dass Lust sehr individuell ist und es in Ordnung ist, sie auf unterschiedliche Weisen auszuleben. Solosex bedeutet für mich sexuelle Freiheit.

DIE GESCHICHTE DER LUST UND SEXUALITÄT

Gemessen an all den Ratgebern, Zeitschriften, Fernsehsendungen und Podcasts müssten wir eigentlich genügend aufgeklärt sein. Warum ist aber genau das Gegenteil der Fall? Was fehlt uns, um uns wirklich mit unserem Körper und unserer Sexualität zu verbinden, unserem Körper zu vertrauen und unsere Lust zu spüren? Das führt mich zur Frage, wie es wirklich um unsere sexuelle Selbstbestimmung steht. Vor allem, wenn ich merke, dass Frauen häufig für den Mann sexuell verfügbar sind, weiß ich, dass es noch immer ziemlich düster um unsere Selbstbestimmung steht. Diese Verfügbarkeit hat leider Tradition, weshalb es sich lohnt, sich mit der geschichtlichen Entwicklung, die dahintersteckt, zu beschäftigen. Die Geschichte der Sexualität zu erkunden, hat mir vor allem dabei geholfen, zu verstehen, woher unsere Vorstellungen von Sex kommen, auch wie ich selbst sozialisiert wurde – für mich ein wichtiger Moment in meiner eigenen sexuellen Aufklärung. Ideen aus Antike, Mittelalter und der Neuzeit prägen noch immer unsere heutigen Vorstellungen und Strukturen der Sexualität, Diskriminierung und Unterdrückung. Eigentlich doch heftig!

Unsere Lehrerin vermittelte selbst langweilige Themen nachvollziehbar wie in keiner 3sat-Doku. Doch auch sie ließ wichtige Passagen aus, indem sie nicht auf die Geschichte unserer Moral- und Wertevorstellungen in Bezug auf die sogenannte »weibliche« Lust, die Gleichstellung der Geschlechter und die Geschichte der Sexualität einging – gar nicht. Dabei ist sie gerade im Hinblick auf unsere Entwicklung so wichtig, damit wir uns von gesellschaftlichen Moralvorstellungen endlich lösen können, um selbstbestimmt über unsere Sexualität zu verfügen! So erfuhr ich erst viel später, dass die Stellung der weiblichen Lust und der Sexualität in unserer Gesellschaft zu Beginn unserer Geschichtsschreibung eine ganz andere war, als ich das vermutet hatte. Ich bin davon ausgegangen, dass die Frau seit jeher stark unterdrückt wurde und sie sich erst befreien musste. Doch die Sexualität – vor allem die *weibliche* Sexualität – war nicht immer unterdrückt, verschlossen und schambehaftet, ganz im Gegenteil. Deshalb beginnen wir auch am Anfang unserer Menschheitsgeschichte: Frauen sammelten Beeren und Männer gingen auf die Jagd. Ein Mythos, der oft reproduziert wird. Aber wusstest du, dass dieses Bild, was wir heute von der Steinzeit haben, so gar nicht korrekt ist? Es prägt unsere Vorstellung von Sexualität und den Rollenbildern grundlegend und wird in Filmen, Büchern und Serien romantisiert und falsch erzählt.[8]

Archäolog*innen fanden heraus, dass Frauen in der Steinzeit sehr wohl auf die Jagd gingen und Männer durchaus Beeren sammelten und sich um häusliche Erledigungen kümmerten. So fand man Wandmalereien, die Bilder von Vulven in verschiedenen Größen und Formen zeigen. Nicht nur das, sie zeigen auch Frauen mit Waffen, sogar beim Kampf. Diese ganzen Erzählungen von Jägern und Sammlern ist somit hinfällig – wer hätte das gedacht? Dieser Plot-Twist kommt vielleicht unerwartet – wo wir doch nicht nur in der Schule, sondern auch in allen *Terra-X*-Sendungen immer wieder genau das sehen: Männer jagen, Frauen sammeln. Darauf basiert doch das gesamte Marketing der Fernsehwelt, Zeitschriften und romantischen Komödien. Die Erkenntnisse der Wissenschaftler*innen zeigen, dass die Sexualität in den Händen der Frauen lag. Man sah darin etwas Heilendes, damals wurde auch Sexualität nicht mit Sex gleichgesetzt. Dieses uralte Wissen ist in den letzten Jahrhunderten verloren gegangen, und das geht stark einher mit der Unterdrückung der Frau und dem Aufstieg des Patriarchats. Von wegen Fortschritt und Entwicklung …

Wie kam es also dazu, dass Frauen unterdrückt wurden? Ein Blick in das meistgelesene Buch aller Zeiten zeigt den tief verankerten Glaubenssatz »Frauen kann man nicht glauben«. War es doch Eva, die der Schlange und nicht Gott vertraute.[9] Heute würde ich sagen: »Go, girl, hol dir den Apfel!« In der Antike und später in der Renaissance wurde die Vorstellung eines »Ein-Geschlechter-Modelles« etabliert, das uns noch lange begleiten sollte. Ja – genau. Nach der Vorstellung von Aristoteles gab es nur ein Geschlecht – den Mann. Damit begann die Vorherrschaft der männlichen Norm, was auch immer das sein soll. Und da ist es doch schon fast ironisch, dass wir heute ähnliche Diskussionen führen, oder? Ich habe schon die Geschichtsbücher von 2200 vor Augen: »Damals gingen die Menschen von zwei Geschlechtern aus. Diese veraltete Denkweise hielt bis ins späte 22. Jahrhundert, erst dann verstand die Menschheit, dass das Geschlecht ein Konstrukt ist.« Na ja, oder so ähnlich. Aristoteles und seine Entourage aus weiteren alten weißen Männern entschieden, dass es »den richtigen Mann« und den »minderwertigen Mann« gab, das war die Frau. Logo.[10] Dies wurde von den Philosophen durch die sogenannte Säftelehre bestimmt, die besagte, dass bestimmte Flüssigkeiten im Körper – die Säfte – für die Gesundheit oder für Krankheiten zuständig sind. Anhand der Körpertemperatur wurde der Gesundheitszustand festgelegt. Jedem Körpersaft wurde eine bestimmte Charaktereigenschaft zugesprochen, die in vier Kategorien – heiß, kalt, nass und trocken – eingeteilt wurden. Man war überzeugt davon, dass Krankheiten entstanden, wenn diese Säfte nicht im Gleichgewicht waren. Die Säftelehre beinhaltete auch die Vorstellung, dass bei Frauen die Hoden innen liegen mussten und der Penis somit, ganz offensichtlich, nach innen gestülpt war, aufgrund mangelnder Hitze. Männer hingegen hatten viel Hitze, deshalb stülpt sich der Penis nach außen. Ihr denkt euch jetzt vielleicht: WTF? Aber damit nicht genug. Die Vorstellung der Säftelehre besagte zum Beispiel auch, dass im Zusammenspiel von Sperma und Vaginalsekret neues Leben in der Vagina entstehe. Den Uterus kennt man also vergleichsweise noch gar nicht so lange, das liegt daran, dass sich kein Mensch mit der Anatomie der Frauen auseinandergesetzt hat, weil »minderwertig« und »ein Geschlecht«. Na bravo. Und das reicht bis in die Mitte des 19. Jahrhunderts!

Bis ins 17. Jahrhundert war der Orgasmus der Frau aufgrund der Säftelehre für die Empfängnis von Bedeutung. Die Vorstellung war in etwa so: Durch den Beischlaf erhitzten die Körper und der Höhepunkt – Ausbruch der größten Leidenschaft – war für die Erschaffung des neuen Lebens durch die Zugabe von Menstruationsblut zuständig. Man glaubte, dass das Menstruationsblut eine Zeugungsbeigabe war, neben dem Sperma, und eine Befruchtung so erst ermöglichte. Alles änderte sich dann im 18. Jahrhundert, als die Abbildungen des »minderwertigen Mannes« immer weniger Ähnlichkeiten mit den Abbildungen des »richtigen Mannes« aufwiesen. Zum ersten Mal in der Geschichte wurden zwei unterschiedliche Geschlechter wahrgenommen. Damit ging einher, dass der Orgasmus von Menschen ohne Penis, also von Frauen, infrage gestellt wurde. Nachdem der Eisprung im 19. Jahrhundert entdeckt wurde, wurde die weibliche Lust für die Fortpflanzung so unwichtig, dass sie komplett neu verhandelt wurde. Die Lust von Menschen mit Vulva wurde als unwichtig angesehen und der Orgasmus war nicht mehr notwendig für die Empfängnis. Das hatte zur Folge, dass auch die medizinische Forschung sich nicht mehr weiter um den weiblichen Orgasmus kümmerte. Erst aktuelle Forschungen besagen, dass sowohl die Stimulation der Klitoris als auch der Orgasmus zu einem positiven Verlauf der Befruchtung beitragen.[11] Der weibliche Orgasmus verschwand und in der Gesellschaft wurde ihm keine Bedeutung mehr beigemessen. Und, was soll ich sagen, diese Fragen diskutieren wir leider noch heute. Wenn Gynäkolog*innen ihren Patient*innen raten, nach einer Geburt schnell wieder den Mann zu beglücken, notfalls mit Oralverkehr, sind wir leider nicht viel weitergekommen.

Die Lust wurde aber nicht nur für nicht wichtig erachtet, sie wurde bewertet und definiert – von Männern selbstverständlich. So hatte die »idealtypische Frau« im 19. Jahrhundert laut gesellschaftlicher Norm heterosexuell zu sein und einen schwächer ausgeprägten »Sexualtrieb« als der Mann zu haben.[12] Neben der Vorstellung, dass regelmäßiger Sex positive Auswirkungen auf die Schönheit habe, stand das zwar etwas im Widerspruch – aber natürlich galt das nicht für die sexuelle Lust der Frau. Im 19. Jahrhundert, zur Zeit des Bürgertums, wurde sowohl die Sexualisierung und das Schönheitsbild einer »perfekten Frau« als auch das Bild der »alten Jungfer«, der »prüden Hausmutter« und der »Hure« gebildet. Und die Realität ist, dass auch diese Bewertungen noch heute bedient und zugelassen werden.[13] Um schön und jung zu sein, durften Frauen natürlich keinen außerehelichen Sex haben, nur mit ihrem Ehemann – klar, was sonst. Männer? Überraschung: Das sah man(n) nicht so eng. Und weil das strukturelle System zwar nicht sonderlich klug, dafür aber effektiv war, wurde der Frau damit gedroht, dass ihr Ehemann sich dann eine andere »holen würde«, wenn sie nicht mehr jung, schön und attraktiv war. Ziemlich clever, oder? Nicht nur, dass Frauen damit ihrem Mann immer unterwürfig die Treue schworen, so hatten sie auch ständig Angst davor, nicht mehr die EINE zu sein. Dieses Narrativ der einen tollen und besonderen Frau hält sich bis heute. Wir erleben es im Film, im Freundeskreis und im Job. Wir lernen früh: Es gibt nur Platz für eine Frau – du musst besser, schöner und attraktiver sein als deine Konkurrenz. Dieses System sehen wir im Sexismus immer wieder: Die Mächtigen schaffen Strukturen, alle bedienen diese Strukturen, reproduzieren sie und halten damit das System aufrecht.

Für Frauen war Sex vor der Eheschließung natürlich ein Tabu. Männern hingegen war es durchaus erlaubt, ihre Begierden und Fantasien bei »Prostituierten oder Frauen aus der Unterschicht« auszuleben. So gab es rund um das Jahr 1884 verschiedene Schriften, wie zum Beispiel *Wort an die deutsche Frau*, die der Gesellschaft erklärten, wie Frauen sich zu verhalten hatten.[14] Ja, richtig gelesen: Frauen aus der Unterschicht. I mean? What? Und weiter noch heißt es: Seiner Gattin gegenüber habe er sich zivilisiert zu verhalten. Und das prägt unsere

Moralvorstellungen – bis heute. Die Kontrolle der Sexualität wurde aber auf ein nächstes Level gehoben. Der Frau wurde gelehrt, dass ihr sexuelles Begehren nur ihrem Ehemann gegenüber akzeptabel war und andere Frauen, die attraktiver waren, eine Bedrohung darstellten. Tja, bedanken wir uns mal bei den alten, weißen Männern aus dem 19. Jahrhundert, dass wir noch immer damit zu kämpfen haben. Diese strukturellen Mechanismen wirken heute noch an. Und da sagt mir irgendein dahergelaufener Mensch, nennen wir ihn Joachim, meist männlich gelesen und privilegiert, nicht noch einmal, dass uns das heute doch »gar nicht mehr wirklich beeinflusst, ihr könnt doch heute sogar arbeiten und wählen«. Ja, Joachim, danke! Du profitierst ja auch davon. Aber ja, es kam noch schlimmer. In dieser Epoche hat auch unser Bild der »bösen, rachsüchtigen Frau, die nur auf das Geld aus ist« seinen Ursprung: Der Frau wurde empfohlen, Sexualität als Ressource der weiblichen List zu nutzen, um indirekt Macht auszuüben. Wie praktisch, oder? Da wurde den Frauen vermittelt, sie sollten nur mit ihrem Ehemann schlafen, keine Lust dabei empfinden und Sex nur als Mittel zum Zweck nutzen. Wenn eine andere Frau das auch macht, ist sie aber eine böse Schlampe.

Doch damit nicht genug. Denn es war nicht nur die Sexualität, die den Frauen abgesprochen wurde, und gleichzeitig die Konkurrenz unter Frauen als wahren Inhalt des Lebens zu definieren, nein. Um 1800 im Zuge der Industrialisierung erwachte ein weiterer Mythos, der uns ebenfalls noch heute beeinflusst. Der Mythos des Mutterinstinktes und der spontanen Liebe der Mutter zu ihrem Kind. Davor wurden Kinder von Ammen großgezogen und sie liefen im Alltag mit, während die Eltern auf den Feldern arbeiteten. Allerdings wurde festgestellt, dass Kinder zukünftige Arbeiter*innen waren und wenn sie nicht angemessen versorgt wurden, starben. In verschiedene Publikationen wurden Frauen damals befohlen, die Kinder selbst zu stillen und vor allem eines zu sein: Mutter.[15] Es wurde somit der Frau die alleinige Verantwortung für ihre Kinder aufgetragen. Diese Aufgabe wurde mit dem Konstrukt der Mutterliebe moralisch begründet. Die Mutterliebe wurde als naturgegebener Instinkt der *Weiblichkeit zugeordnet* und zum Bestandteil des neuen Ehe- und Familienideals gezählt. Die Frau wurde durch dieses Konstrukt dazu gezwungen, ihren Pflichten als Mutter nachzugehen. Es ist also kein Zufall, dass heute automatisch die Frau zu Hause bleibt, Elternzeit nimmt und sich um Kinder und Haus kümmert, während der Mann arbeiten geht.[16] Kinder sind mit der Vorstellung von *Weiblichkeit* eng verstrickt, auch das spüren wir in der heutigen Gesellschaft noch deutlich. Fehlentwicklungen, Unfruchtbarkeit oder gar Tod eines Kindes wurden als Schuld der Frau gesehen, viele betroffene Frauen empfinden das heute noch so. Dass Kinder gesund und im besten Fall männlich waren, stand auch auf ihrem Schuldschein.

Wenn wir diese Entwicklungen betrachten, wird klar, dass uns schon sehr lange antrainiert wurde, wie wir sexuelle Lust, Weiblichkeit und Mutterliebe zu fühlen haben. Vor allem von Frauen höre ich, dass es einen Mutterinstinkt gebe, die sich in unendliche Liebe zum eigenen Kind zeigt. Und da müssen wir einfach unterscheiden: 1. Nicht alle Menschen empfinden gleich. 2. Ja, es kann sein, dass du vollkommene Liebe für dein Baby empfindest, das kann sich für dich sehr schön anfühlen. 3. Es kann sein, dass andere Menschen das nicht empfinden. 4. Hormone, die bei jedem Menschen anders ausgeprägt sind, können dabei eine Rolle spielen. 5. Der Mutterinstinkt ist ein Mythos – nicht deine Liebe. 6. Kinder brauchen keine Mutter, um geliebt zu werden, sondern Menschen.

Ein weiterer Mann, der dazu beigetragen hat, die sexuelle Lust von Frauen zu unterdrücken, war Sigmund Freud. Über ihn spreche ich häufiger, als mir lieb ist, denn er ist ein gutes Beispiel dafür, wie wir Macht schützen. Noch immer gibt es Universitäten und Straßennamen, die nach ihm benannt sind, seine Bücher sind noch heute Klassiker und

Standardwerke – und er prägte die Psychoanalyse. Dank seiner Arbeit entwickelte sich das Verständnis für unsere Psyche. Mit Sicherheit war Sigmund Freund auch Opfer seiner Zeit, doch darf man nicht vergessen, dass er vielen Menschen Leid brachte. Mir ist es wichtig, zu zeigen, wie er die Lust zu der Zeit definierte und wie das noch unser heutiges Verständnis prägt.

Sigmund ging von zwei biologischen Geschlechtern aus, was zur damaligen Zeit natürlich State of the Art war. Sigmund war aber der Auffassung, dass die Vagina ein »anatomisches Zeichen« dafür war, was der Frau fehlte und der Mann besaß: den Penis. Freud war sich sicher, dass Frauen aufgrund ihrer Unvollständigkeit ihre Sexualität nicht ausleben konnten. Das war ja nun mal auch richtig, aber nur deshalb, weil Männer wie Freud dazu beitrugen, dass es so war. Da Freud die These vertrat, Frauen seien verwirrt, wurde eine neue Theorie entwickelt: Richtig, der Penisneid war geboren. Freuds Interesse an Frauen war ironischerweise so stark, dass er sich der Analyse der Geschlechterentwicklung hauptsächlich der Frau zuwandte – klingt für mich nach Vaginaneid. Er begann Fälle von »weiblicher Paranoia«, »weiblicher Homosexualität« und sogenannter »Schlagephantasien« kleiner Mädchen zu untersuchen.[17] Laut Freud waren Fantasien, jemanden zu schlagen, ein Hinweis auf Perversion und Sex, er sah einen Wunsch oder eine Sehnsucht darin. Freud stellte unter anderem die Theorie auf, dass der Mensch *männliche* und *weibliche* Anlagen in der Psyche habe. Bisexualität trete bei Frauen häufiger auf, da die Frau zwei leitende Genitalzonen habe: die weibliche Vagina und die männliche Klitoris. Freud kam da nicht ganz alleine drauf, denn den nach innen gestülpten Penis kannte er ja bereits, ebenso wie die Beschreibung der Klitoris als Penis.

Freuds bizarre Untersuchen gingen jedoch weiter und er wandte sich der Frage zu, wie sich »das Weib« aus dem »bisexuell veranlagten Kind« entwickelte. Für Freud waren der Penisneid und der Ödipuskomplex psychische Entwicklungen aus diesem »Mangel«. Der Ödipuskomplex nach Freud besagt, dass der Sohn oder die Tochter unbewusst ein sexuelles Begehren gegenüber der eigenen Mutter oder dem eigenen Vater hat, das er oder sie aber verdrängt und daher Schuldgefühle entwickelt. Nach Freud fühlt sich das Kind eher zum gegengeschlechtlichen Elternteil hingezogen und mit dem gleichgeschlechtlichen konkurriert es. Diese Theorie finden wir auch heute in vielen Mythen wieder, wie beispielsweise in dem des »Vaterkomplexes«. Der Tochter wird ein Mangel zugeschrieben, da ihr ein Problem mit Männern nachgesagt wird. Auch in dieser Geschichte ist die Frau schuld daran, weil etwas mit ihr und ihrer Sexualität und Beziehung nicht stimmt. Doch eigentlich ist es häufig so: Der Vater war nicht in der Lage, eine Beziehung zu seiner Tochter einzugehen, wodurch sich ein Entwicklungs- oder Bindungstrauma entwickeln kann. Somit hat nicht die Tochter einen Mangel, der Vater war nicht anwesend. Das trifft natürlich auf alle Geschlechter zu und ich treffe in meiner Praxis häufig auf Menschen, die wegen abwesender Bezugspersonen Bindungsprobleme erleben.

Für Freud war klar: Wurden die Phasen der kindlichen, sexuellen Entwicklung nicht richtig bewältigt und der Ödipuskomplex nicht gelöst, waren Neurosen und Hysterie die Folge. Je nachdem, wie diese Aufgabe bewältigt wird, gelingt ein besserer oder schlechterer Zugang zu den Genitalien und der Persönlichkeitsentwicklung. Wird die Aufgabe nicht erfolgreich gelöst, kann der Ödipuskomplex zum Ödipuskonflikt auswachsen: Neben dem sexuellen Wunsch besteht in diesem Fall auch ein Todeswunsch aus Eifersucht gegenüber dem gleichgeschlechtlichen Elternteil. Und weißt du, welche Verhaltensweisen laut Freud bei Frauen normal waren? Die Unterdrückung von Aggressionen sowie ein passives Verhalten. Der Mann hingegen ist aktiv für die Durchsetzung der biologischen Ziele verantwortlich. Aha! Freud beschreibt die Frau als »verstümmeltes Geschöpf«, die Weiblichkeit sei ein Defekt. Aus therapeutischer Sicht muss ich sagen: Da würde ich doch glatt mal 100 Stunden ansetzten.

Kommen wir zu einem wichtigen Begriff, der bereits seit der Antike existiert, aber durch Freud noch mal einen Aufschwung erlebte: die Hysterie. Im 19. Jahrhundert wurde die Hysterie vom Neurologen Paul Julius Möbius folgendermaßen definiert: »Die Hysterie wird vorläufig definiert als alle diejenigen krankhaften Erscheinungen, die durch Vorstellungen verursacht sind.«[18] Diese Vorstellung von Hysterie erfasste praktisch alle psychischen Erkrankungen und war damit sehr unspezifisch und umfangreich. Deshalb wurde Hysterie im 19. und 20. Jahrhundert häufig diagnostiziert, bis ins 20. Jahrhundert erfolgte sogar noch die Klitoridektomie zur Beseitigung von »hysterogenen Zonen«. Bei diesem Eingriff wurde die Klitoriseichel entfernt, dem außen liegenden Teil der Klitoris, um Frauen von ihrer Hysterie zu heilen. Und nun kommt der Teil, den Freud berühmt machte: Er erklärte, dass der klitorale Orgasmus ein Zeichen sexueller und psychischer Unreife ist und laut Sigmund Freud ein Zeichen von »Geisteskrankheit« sein kann. Wow – danke, Siggi! Ein vaginaler Orgasmus hingegen versteht er als erwachsenen Orgasmus, wobei es auch nicht als gut angesehen wurde, wenn die Frau ihn nicht hat. Man konnte es wieder niemandem recht machen, gut eingefädelt – im Prinzip war auch hier wieder die Frau die Schuldige.

Dieser patriarchale Blick auf die Lust hat zur Folge, dass bis heute Vagina, Vulva, Uterus und Klitoris nicht umfassend erforscht sind, Frauen in Studien oft nicht erfasst wurden oder ganz vergessen.[19] Es hat zu Folge, dass wir einen Gender Gap in der Medizin haben, dass Frauen häufiger bei einem Verkehrsunfall sterben oder die Symptome eines Herzinfarktes bei Frauen häufig nicht einmal erkannt werden. Es hat zur Folge, dass wir in Schul- und Medizinbüchern bis heute keine anatomisch korrekten Abbildungen der Klitoris haben, oder auch, dass es zum Thema Unfruchtbarkeit kaum Studien gibt und somit viele Menschen keine Hilfe bekommen können. Es hat ebenso zur Folge, dass nur circa 15 bis 30 Prozent der befragten Frauen einen Orgasmus während des Geschlechtsverkehrs haben. Ja, man könnte also sagen, der klitorale und vaginale Orgasmus wurde von Sigmund Freud erfunden – einfach, weil er es konnte und ihm die Menschen zuhörten.

Hast du zu Hause ein Schul- oder Anatomiebuch herumliegen? Schau doch einmal nach. Wie groß ist die Klitoris zu erkennen? Ist sie als kleiner Punkt dargestellt oder als gesamtes Organ? Im Februar 2022 entschieden sich drei große Schulbuchverlage dazu, die Klitoris in ihrer gesamten Größe abzubilden, sowie die Vulva und Vagina korrekt zu bezeichnen. Verantwortlich dafür ist die Lehrerin Sina Krüger, die sich für die Änderung einsetzte.

Ein weiterer Mythos ist häufig mit sexualisierter Gewalt verbunden: die Theorie der Trieblehre. Nach Freud sind Triebe physische Kräfte, die – Überraschung – durch einen Mangel entstehen. Daraus ergibt sich zum Beispiel ein Drang innerhalb der Sexualität. Häufig wird in der heutigen Zeit daraus etwas gemacht, das nicht stimmt: Der Mann muss regelmäßig ejakulieren. Die Gründe sind dabei genauso bizarr wie daneben: 1. Ohne regelmäßige Ejakulation staut sich das Sperma an. (Really? Schon mal erlebt, dass die Eier eines Mannes geplatzt sind?) 2. Männer brauchen regelmäßigen Sex. (Ja, Joachim – es ist wirklich gemein, wenn du den nicht regelmäßig »bekommst«). Daher kommt also die Vorstellung, Männer hätten ein Recht auf Sex! Gleichzeitig wird die Lust von Frauen pathologisiert. Wie auch immer sich das sexuelle Verhalten von Frauen zeigt, es gibt immer Gründe, das als »krankhaft« zu bezeichnen.

Es gibt aber auch positive Eckpfeiler der Geschichte: Beispielsweise machte nach Freud der Sexualwissenschaftler Magnus Hirschfeld in Deutschland auf sich aufmerksam, der als einer der Ersten eine Straffreiheit für Homosexualität forderte. Hirschfeld eröffnete 1919 das erste Institut für Sexualwissenschaften in Berlin. Als er 1930 gemeinsam mit dem Arzt Ludwig Levy-Lenz die erste geschlechtsangleichende Operation durchführte, schrieb er Medizingeschichte. Jedoch gab es auch einige Kritik an Hirschfeld, er warb aus Überzeugung für die »sexuelle Selektion«, um die Nachkommenschaft in seinen Augen »gesund« zu halten. Hirschfeld musste vor den Nationalsozialisten fliehen, 1933 wurde das Institut mit seiner Bibliothek verbrannt.[20] Hirschfeld war umstritten, machte aber im Kampf der Entkriminalisierung Homosexueller einen wichtigen Schritt.

Ein wichtiger Meilenstein der Befreiung der Sexualität sind die Studien von Alfred Charles Kinsey, der in der 1940er-Jahren das menschlichen Sexualverhalten erforschte. Es entstand der sogenannte Kinsey-Report, eine der größten Studien überhaupt. Die Ergebnisse waren damals skandalös. Über 11 000 Menschen wurden befragt, jedes Geschlecht, jedes Alter, jede Religion, jeder Wohnort und jedes Einkommensgrad der USA wurden berücksichtigt.[21] Bei der Studie kam heraus, dass etwa die Hälfte der Bevölkerung eine bisexuelle Veranlagung hat, Selbstbefriedigung zu einer höheren sexuellen Zufriedenheit führt und dass sexuell abweichendes Verhalten mit 22 Prozent relativ hoch zu vermerken war. Sexuell abweichendes Verhalten bezeichnet sexuelles Verhalten außerhalb der Norm. Kinsey beschreibt in seinem Report zum Beispiel den Wunsch nach Schmerz, Sex an öffentlichen Orten, Demütigung oder sexuelle Erregung in Bezug auf Objekte als abweichend.[22]

Nach Kinsey machten Masters und Johnson auf sich aufmerksam, sie gelten auch heute noch als die Pioniere in Bezug auf Erforschung von sexuellen *Störungen*. Die Wissenschaftlerin Virginia Johnson und der Gynäkologe William Howell Masters zeichneten die ersten Labordaten über sexuelle Reaktionen auf. Dabei erforschten sie besonders den Orgasmus und beschrieben erstmals das Vier-Stufen-Modell: Erregungsphase, Plateauphase, Orgasmus und Rückbildungsphase (siehe dazu den Abschnitt »Der Orgasmus« ab Seite 102). Sie beschrieben, was in einem Köper bei einem Orgasmus geschieht, und untersuchten Sex im MRT. Das war zur damaligen Zeit revolutionär, heute wahrscheinlich auch noch. Zu Beginn forschte Masters noch alleine, doch als eine seiner Studentinnen ihn darauf hinwies, dass Frauen Orgasmen vortäuschten, wurde ihm klar: Ich brauche eine Frau, die mit mir forscht. Für Masters war die Frage von enorm großer Bedeutung: Was spielt sich bei einem Orgasmus bei einer Frau eigentlich *wirklich* ab? Und so wurde die Studentin, die ihn informierte, zur wichtigsten Person der gesamten Studie.[23]

Doch es gab weitere Kritik an ihrer Studie. Masters und Johnson gingen davon aus, dass die Klitoris je nach Sexstellung immer auch mitstimuliert werden kann und, sollten Frauen keinen Orgasmus bekommen – egal ob beim Solosex oder beim partnerschaftlichen Sex –, dies daran liegt, dass die Frau eine »Fehlfunktion« hat und mit ihr etwas nicht stimmt. Heute wissen wir: Das ist natürlich nicht wahr. Es kann verschiedene Gründe geben, warum man keinen Orgasmus hat, aber das ist keine Fehlfunktion der Sexualität, sie ist nicht »gestört«.

Spannend ist nun, wie die sexuelle Revolution in Deutschland ablief. Nach dem dunklen Kapitel der Diktatur des Nationalsozialismus herrschten vor allem die Mechanismen aus Macht und Kontrolle, um Angst in der Bevölkerung zu schüren. Auch die sexualisierte Gewalt nahm in dieser Zeit deutlich zu. Misshandlungen, Zwangsprostitution und die Unterdrückung von Frauen, trans Personen, behinderte Menschen, rassifizierte Menschen und queeren Menschen waren an der Tagesordnung.[24] Gerade im Krieg wird sexuelle Gewalt als Terror eingesetzt, in der Regel ohne anschließende Strafverfolgung für Täter*innen – sehr zum Leid der Betroffenen, Opfer und Überlebenden.[25] Nach dem Zweiten Weltkrieg verankerte sich in Deutschland ein schambehafteter Umgang mit der Sexualität. Das hatte mehrere Gründe: Zum einen kehrten viele Männer traumatisiert aus ihrer Kriegsgefangenschaft zurück, aber auch viele Frauen waren traumatisiert, weil sie sexualisierte Gewalt erlebten oder sie selbst ausübten. Viele töteten oder mussten erleben, wie Menschen getötet wurden. Die Nationalsozialisten nutzten vor und während des Kriegs Sexualität als Propagandamittel, der »arische«, weiße Körper galt als Ideal, ein Bild, das bereits im Kolonialismus geschaffen wurde, um die Unterdrückung, Ausbeutung und Vergewaltigung schwarzer Frauen zu rechtfertigen. Nach dem Krieg waren es vor allem amerikanische Einflüsse, wie zum Beispiel Pin-up-Girls mit üppigen Kurven und blonden Haaren, die die Sexualität prägten. Doch Sexualität wurde nicht öffentlich verhandelt oder diskutiert, es war eine »Privatangelegenheit«, um die sich jede und jeder versteckt kümmerte.[26] Aber dadurch wurde Sexualität mehr und mehr zur Gefahr, sogar zu einer Drohbotschaft. Sex wurde zu einer Praktik, die man nicht tat, es war unmoralisch. Sexualität wurde unmoralisch und dreckig. Es entstanden Mythen über Krankheiten durch Selbstbefriedigung, der weibliche Orgasmus galt als schädlich. Sexualaufklärung? Leider Fehlanzeige.

Die 1950er-Jahre waren geprägt von klarer Rollenverteilung, Doppelmoral und Überwachung. Die traumatisierten Kriegsrückkehrer, die zurückgebliebenen Frauen, die versuchten, zu überleben. Die Frau, die sich nach Kriegsende für das Häusliche interessieren sollte und sich um die Kinder zu kümmern hatte, der Mann, der der Arbeit nachging. Während der Kriegsjahre waren es aber häufig die Frauen, die alles regelten, ohne ihre Männer. Deshalb mussten die Frauen wieder zurück ins Heim bewegt werden, weshalb das Bild der Hausfrau romantisiert wurde, um es wieder zur »Norm« zu machen. Das Wirtschaftswunder wirkte bis in den Privathaushalt hinein, plötzlich gab es Kühlschränke, Staubsauger, Küchengeräte. Geräte, die bei der Hausarbeit halfen und die als Statussymbole verkauft wurden.

Am 18. August 1960 kam in den USA die Antibabypille auf den Markt, in Deutschland ein Jahr später. Dieses kleine, runde Ding hatte eine enorme Wirkung, nicht nur auf den Körper. Es gab und gibt viel Kritik, nicht nur, wie sie damals erforscht und produziert wurde, auch ihre Zusammensetzung und die darin enthaltenen Hormone, die unter

Umständen gefährliche Nebenwirkungen haben können. Doch damals sorgte sie für eine Befreiung der Sexualität, endlich konnte man Sex haben, ohne zu befürchten, schwanger zu werden und sich womöglich einem gefährlichen und illegalen Schwangerschaftsabbruch auszusetzen. Die Pille war deshalb sehr wichtig für die 68er-Bewegung – der sexuellen Revolution. Die Antibabypille war zuerst nur für verheiratete Frauen zugänglich und die Kirche protestierte lange Zeit gegen sie – eigentlich tut sie das ja auch heute noch. Für viele Frauen bedeutete es zur damaligen Zeit aber vor allem eines: sexuelle Freiheit und Selbstbestimmung.[27] Wie feministische die Antibabypille jedoch wirklich war, wird momentan wieder diskutiert, denn es hatte schließlich auch Vorteile für Männer, die Verantwortung für eine Schwangerschaft abzugeben. Viele wollen heute ohne Hormone verhüten und haben zum Glück auch immer mehr Auswahl.[28] Der Zyklus in Verbindung mit Sexualität und Verhütung, Lust und Selbstbestimmung nimmt in unserer heutigen Zeit immer mehr Raum ein. Menschen wollen ihren Körper kennenlernen, ihn verstehen und nicht irgendwelche Medikamente nehmen, bei denen sie nicht genau wissen, welche Wechselwirkungen sie im Körper haben. Hinter diesem Wunsch nach Selbstwirksamkeit steht auch der Wunsch, die eigene Sexualität frei zu entdecken und zu leben.

Die sexuelle Revolution Anfang der 1970er-Jahre bewirkte auch, dass die Klitoris neue Aufmerksamkeit erhielt. Viele Feminist*innen klärten über den Trugschluss Freuds und seine falschen Behauptungen über den klitoralen und vaginalen Orgasmus auf und erschufen neue Bilder. Durch Fotografien und Zeichnungen beschrieben sie die Klitoris in all ihren Bestandteilen. Die exakte Lage und Länge der Klitoris wurde allerdings erst in den 1990er-Jahren vollumfänglich erforscht. Das gilt auch für ihre Bedeutung für den Orgasmus.[29]

Dieser geschichtliche Rückblick zeigt, wie wir Menschen ticken: Menschen brauchen Ordnung und eine Struktur, nach der sie sich richten können, sonst verlieren sie sich. Und so wurden im Laufe unserer Menschheitsgeschichte Kategorien und Rahmen geschaffen: Geschlecht, Arbeit, Ehe, Religion, Liebe, Sexualität. Das sind alles Konstrukte, die uns helfen sollen, unsere Identität zu finden. Das Problem allerdings ist, dass sie uns auch immens einschränken, auch heute noch massiv. Zum Beispiel das Konstrukt Geschlecht, das die Welt einordnet in: männlich, weiblich, divers. Inzwischen wissen wir sehr gut, dass es noch so viel mehr Geschlechteridentitäten gibt. Auch die Ehe ist nicht »natürlich« gegeben, sondern sehr wohl eine Erfindung der Menschheit, die im Frühmittelalter ihre Anfänge hat. Das Konstrukt der Ehe entzog der Frau viele Rechte, bestimmte darüber, wie Frauen sexuell zu leben hatten, und machte sie abhängig von ihrem Mann – finanziell und sexuell.[30]

Es bleibt spannend, wie nachfolgende Generationen mit ihrer Lust umgehen werden. Werden sie wieder um ihre sexuelle Freiheit kämpfen? Vulva-Watchings organisieren und sie live streamen? Enden wir alle als Avatare in einer großen Computerwelt, in der Berührungen immer weniger stattfinden werden? Werden unsere Kinder dafür kämpfen, dass Schwangerschaftsabbrüche endlich legal werden? Werden sie wieder für ihre Sexualität auf die Straße gehen? Die Unterdrückung der weiblichen Lust hat eine lange Tradition, ist politisch und betrifft uns alle. Egal, welches Geschlechtsteil du hast oder wie du dich identifizierst. Die Geschichte prägt unser Verhältnis und die Abbildungen, die wir zur Klitoris, Vuvla, Vagina, Uterus sehen, prägt unsere Sexualität. Unsere Vorstellungen von Schönheit und Körper prägen unsere sexuellen Fantasien, unsere Lust und nicht zuletzt unsere Gedanken über andere Frauen und dich selber.

SEX, SEX, SEX - WO STEHEN WIR HEUTE?

Die Mechanismen von Misogynie, Sexismus und Rassismus zu erkennen, kann dir neben den körperlichen Faktoren helfen zu verstehen, warum du dich vielleicht schämst oder keinen Zugang zu deinem Körper und zu deiner Lust findest. Ohne Gleichstellung wird die Gewalt und Unterdrückung nicht verschwinden, auch Männer werden innerhalb des Patriarchats nicht frei leben und lieben können. Der sogenannte »male gaze« – der männliche Blick – ist dominant und definiert die Norm. Das bedeutet, dass wir alles durch eine männliche Brille sehen, bewerten und ausleben. Auch Frauen haben sich diesen männlichen Blick angeeignet und erlernen alles aus männlicher, heterosexueller Perspektive. In unserer Welt ist so gut wie alles auf männliche Bedürfnisse ausgerichtet, das beginnt bei unfairer Bezahlung und zeigt sich selbst in alltäglichen Kleinigkeiten: In Deutschland liegt die Entgeltlücke zwischen Frauen und Männern bei 18 Prozent, selbst in gleichen Berufen, bei gleicher Qualifikation.[31] Und noch erschreckender: Es wird etwa 200 bis 270 Jahren dauern, bis Männer und Frauen im Arbeitsleben gleichberechtigt sein werden.[32] Unglaublich! Die Bürotemperatur wird nach männlichen Bedürfnissen eingestellt, die Sicherheitsvorkehrungen in Autos anhand der durchschnittlichen Körpermaße von Männern vorgenommen, Medikamentendosierungen und ihre Wirksamkeit ebenfalls – auf männliche Körper ausgerichtet.[33]

Was mich aber als Therapeutin auch sehr interessiert, ist, was einzelne Personen empfinden. Wie lebst du ganz persönlich deine Sexualität? Fühlst du dich frei und ungezwungen? Hast du das Gefühl, deine Sexualität wird von anderen bewertet, oder hast du gar das Gefühl, immer Lust haben zu müssen? Wie wird Solosex in den Medien und der öffentlichen Wahrnehmung gezeigt? Welchen Zugang haben wir zum Thema Sexualität? Wie sehr wird Solosex als Teil der Sexualität gesehen? Aus verschiedenen Gründen ist es schwierig, verlässliche Erkenntnisse rund um das Thema Solosex zu finden. Zum einen sind Studien so individuell wie ihre Auftraggeber*innen, die unterschiedliche Ziele verfolgen. Zum anderen sind verlässliche Zahlen zum Thema Häufigkeit, Technik oder auch in Bezug auf die damit verbundene Scham gar nicht so einfach zu erfassen. Hinzu kommt, dass jeder Mensch phasenweise mehr oder weniger Solosex und Sex hat. Diese Ungewissheit trieb mich an, eine eigene Studie durchzuführen, um einen besseren Einblick davon zu bekommen, wie die Menschen ticken. Ich habe meine Follower*innen auf Instagram gefragt, wie sie sich selbst befriedigen. Auf meinem Instagram-Account *Lustfaktor* führe ich regelmäßige Umfragen zu ganz verschiedenen Themen durch und teile anonyme Geschichten, Tipps oder Fragen. Vor allem Umfragen zum Thema Solosex oder über kleine Sexgeheimnisse, die wir uns sonst vielleicht nicht so recht trauen zu teilen, sind dabei sehr beliebt.

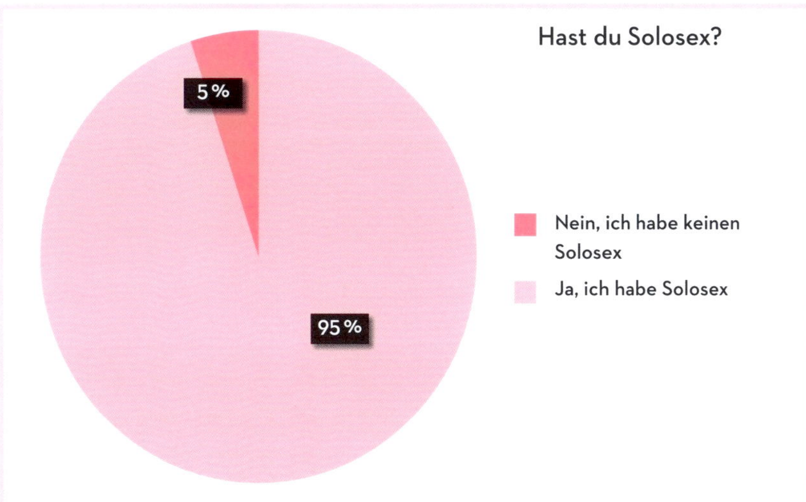

An dieser kleinen Studie haben insgesamt 1100 Menschen teilgenommen, 88 Prozent davon definieren sich selbst als weiblich und 12 Prozent als männlich. Da Instagram noch keine Daten über weitere Geschlechter erfassen kann, ist diese Auswertung nur teilweise korrekt. Im Schnitt sind meine Follower*innen zwischen 25 und 34 Jahren alt.

Die Umfrage behandelt das Thema Solosex mit allem, was dazu gehört: Techniken, Scham, Ängste, Lust und Fantasien. Wir werden nun einen detaillierten Einblick in die Welt des Solosex bekommen und vielleicht findest du dich wieder. Fragen zum Thema Sex und Solosex sind für viele Menschen natürlich nicht alltäglich und deshalb auch manchmal unangenehm oder beschämend. Menschen fragen sich, ob sie zu viel Solosex haben, ob es okay ist, keinen Solosex zu wollen, und ob sie dann als schüchtern gelten oder ob sie vielleicht sogar ein Problem mit Solosex haben, weil sie vielleicht fast täglich masturbieren. Bereits die erste Frage ist sehr persönlich: »Hast du Solosex?« 95 Prozent bejahen diese Frage. Die restlichen 5 Prozent der Befragten verneinen. Diese Antworten sind natürlich nur Momentaufnahmen. Es zeigt: fast alle tun es – wir reden nur nicht darüber!

Die Hälfte der Befragten, 550 Menschen, geben an, zwischen ihrem 12. und 18. Lebensjahr zum ersten Mal Solosex gehabt zu haben. 440 Men-

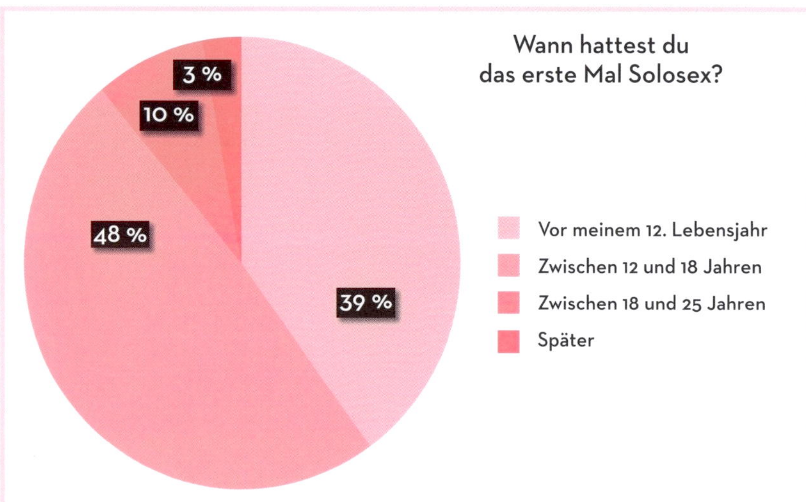

schen – die nächstgrößte Gruppe – geben an, sich bereits vor ihrem 12. Lebensjahr selbst befriedigt zu haben. Auch ein später Einstieg ist nicht ungewöhnlich – knapp 40 Menschen begannen erst nach ihrem 25. Lebensjahr mit Solosex.

121 Menschen der 1100 Befragten geben an, dass ihnen Solosex und das Thema unangenehm ist; 111 Menschen von ihnen würden sich wünschen, dass das anders wäre und dass sie gerne entspannter damit umgehen würden. Ein großer Anteil findet Solosex nicht unangenehm: 1020 Menschen. Das ist toll, und doch kann es sein, dass viele Menschen aufgrund der sozialen Funktion angeben, Solosex zu haben: Wir denken, wir müssen Solosex haben, ohne ihn zu genießen, oder wir geben vor, Solosex zu haben. Meine Umfrage zeigt nämlich genau das: Solosex geht meist ganz schnell und viele wissen nicht genau, was ihnen eigentlich gefällt. Wir dürfen auch nicht vergessen, dass ich in meiner Studie eine spezielle Gruppe anspreche, die sich offenkundig für ihre Sexualität interessiert und eventuell auch einen offeneren Umgang damit pflegt. Mach dir also keinen Druck, wenn das bei dir momentan anders ist.

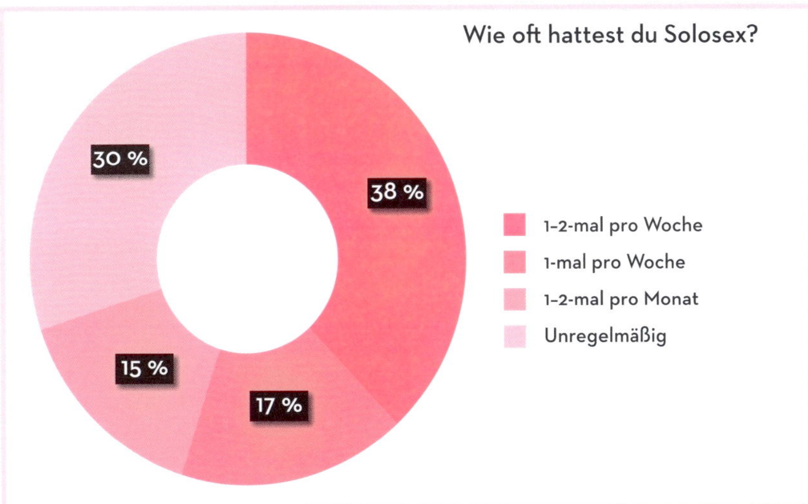

405 Teilnehmer*innen geben an, sich mehrmals die Woche selbst zu befriedigen. 315 geben hingegen an, weniger als ein- bis zweimal pro Monat Hand anzulegen. Dieses Ergebnis zeigt wunderbar, wie individuell wir sind, denn die beiden größten Gruppen sind diejenigen, die am weitesten auseinanderliegen.

1050 geben an, dass in ihren Familien oder mit ihren Bezugspersonen nicht über Solosex gesprochen wurde; 1072 Personen sagen, dass sie auch nicht in der Schule darüber aufgeklärt worden sind, dass Solosex gesund ist.

Ich habe meine Follower*innen auch gefragt, woher sie wussten, was Solosex eigentlich ist. Ihre Antworten finde ich ebenfalls sehr spannend: Viele geben an, dass sie Solosex vor allem durch die Rubrik »Dr. Sommer« in der *Bravo* verstanden und es dann einfach einmal probiert haben. Auch Freund*innen wurden als Informant*innen genannt sowie verschiedene Filme, unter anderem *Verrückt nach Mary* (Ben Stiller befriedigte sich selbst, bevor er zum Date mit Cameron Diaz ging, die sein Sperma fälschlicherweise für Haargel hält). Auch das Internet und verschiedene Bücher wurden als Aufklärungsmaterial benannt. Eine häufige Antwort war aber auch: Generell »ausprobieren« und ein intuitives Wissen darüber, wie es ging, was sich gut anfühlte und wiederholt wurde. Aber auch sexualisierte Gewalt ist eine Realität von vielen Menschen, übergriffiges Verhalten führte bei ihnen dazu, dass sie lernten, was Sex überhaupt ist.

Als Nächstes wollte ich erfahren, welchen Zugang die Teilnehmenden zu Solosex haben. Knapp 600 der Befragten nutzen einen äußerlichen Reiz, um erregt zu werden; knapp 350 Menschen kommen mit ihrer Fantasie zur Erregung. Am häufigsten werden Pornos als äußerer Reiz genannt, weiter hinten liegen erotische Hörgeschichten und Lektüren.

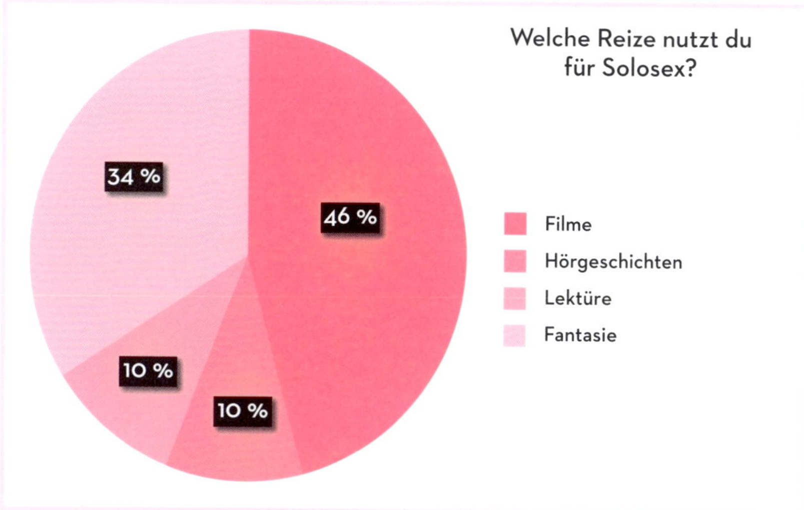

51 Prozent nutzen ihre Hand; 48 Prozent der Befragten setzen zusätzlich Toys ein. Insgesamt finden es 142 Personen angenehmer ein Toy zu nutzen, als sich selbst zu berühren.

Von den Befragten gaben 121 Personen an, dass es für sie schwierig zu ertragen ist, wenn ihre Partner*innen sich selbst befriedigen. Sie geben an, dass sie Angst haben, nicht zu genügen, Angst vor Vergleichen mit den Personen im Porno, Angst, andere könnten besser sein oder sie könnten schöner aussehen. Für 88,1 Prozent der Befragten fühlt es sich nicht gut an, wenn sie wissen, dass ihre Partner*innen Pornos konsumieren. Solosex ohne zusätzlichen Pornokonsum macht ihnen etwas weniger Druck. Manche geben aber an, dass es ihnen schwerfällt, wenn ihre Partner*innen sich andere Menschen vorstellen.

69 Prozent der Befragten gibt an, beim Solosex nur die Genitalien zu stimulieren, nicht aber den gesamten Körper.

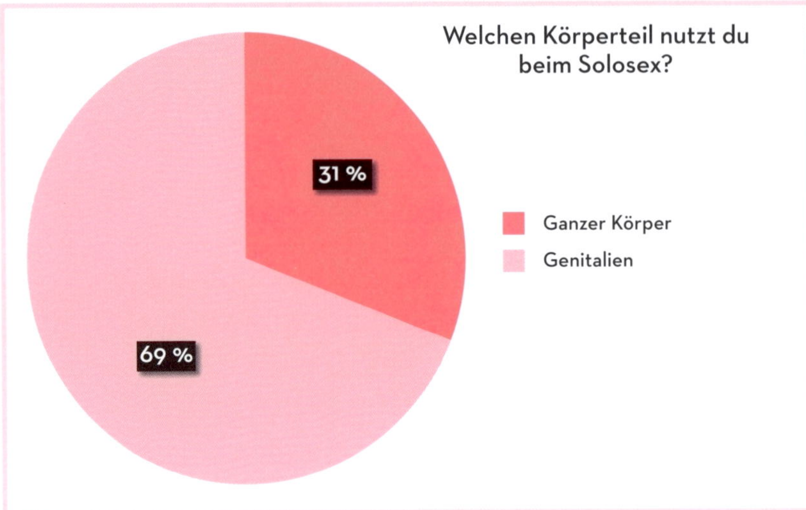

Außerdem sind 61 Prozent der Befragten sehr schnell fertig und nehmen sich insgesamt eher wenig Zeit für ihren Solosex.

Das kann daran liegen, dass sich 121 Menschen nach dem Solosex eher schlecht fühlen. 154 Personen wissen nicht genau, wie groß die

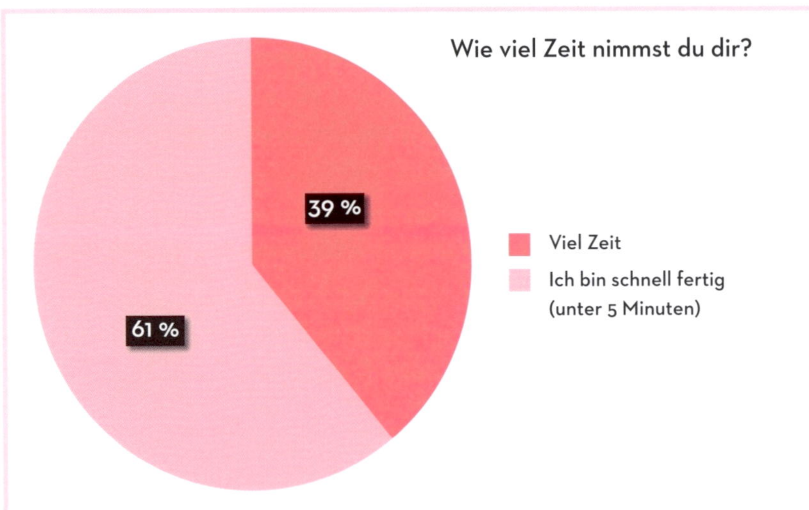

Klitoris ist, und geben an, dass sie ein bis drei Zentimeter groß ist oder kleiner (die richtige Antwort lautet: neun bis dreizehn Zentimeter, aber dazu kommen wir später).

Fast alle, 75 Prozent, benötigen eine direkte äußerliche Stimulation der Klitoris, um zum Höhepunkt zu kommen, 25 Prozent der Befragten kommen auch dann zum Höhepunkt, wenn die Klitoris indirekt, zum Beispiel über die Vagina, stimuliert wird.

Über 550 Menschen geben an, Orgasmen im Traum zu erleben, also ohne jegliche Stimulation der Klitoris, Vulva oder des Penis.

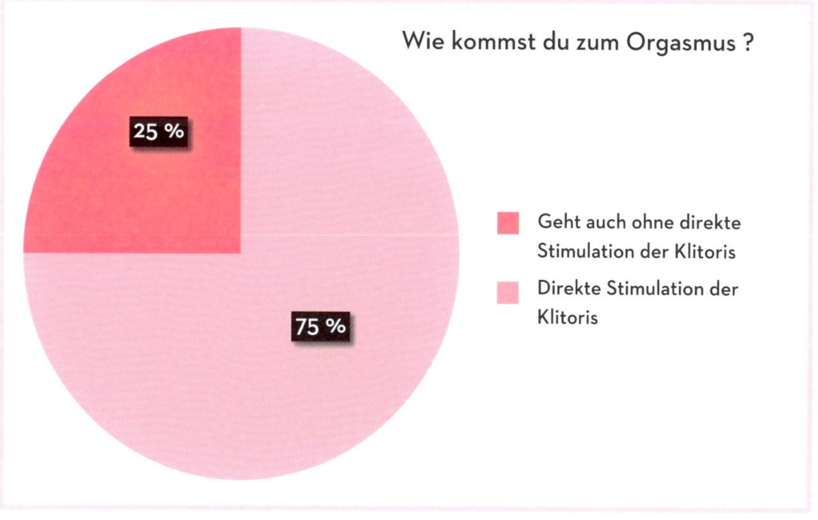

Die Umfrage zeigt, wie individuell Solosex ist, wie viele Gedanken wir uns darüber machen und dass jeder Mensch ganz verschiedene Vorlieben hat. Viele Menschen haben unterschiedliche Sorgen und Ängste, wenn wir über Solosex sprechen, und ziemlich viele haben Solosex, obwohl sie sich manchmal nicht so gut damit fühlen. Ich möchte dir neue Perspektiven in Bezug auf Solosex und Sex eröffnen und es dir ermöglichen, deinen Solosex zu genießen. Du kannst Stück für Stück deinen

Körper kennenlernen und damit aufhören, dich ständig zu fragen, ob du normal bist. Denke daran, dass alle Gefühle, die du in Bezug auf Solosex und deinen Körper hast, normal sind. Du darfst dich um deine Sexualität kümmern und dafür sorgen, dass es dir gut geht.

Viele finden es schwierig, über Sex zu sprechen, ihnen ist etwas peinlich oder sie haben falsche Informationen über ihren Körper und die eigene Anatomie. Auch das Thema sexuelle Unlust begleitet viele meiner Klient*innen und häufig damit verbundenen Orgasmusschwierigkeiten. Wenn du mich also fragen würdest, wie Sexualität heute ist, wie frei wir Sex leben und wie aufgeklärt wir sind, dann würde ich sagen: Nicht so frei, wie wir denken. Unsere Welt ist, in Bezug auf Sexualität, sehr paradox und ertrinkt förmlich in einer Doppelmoral, die man kaum überbieten kann. Einerseits werden weiblich gelesene Körper ständig sexualisiert, andererseits wird Aufklärung über Sexualität jedoch zensiert – das erlebe ich regelmäßig auf meinem Instagram-Account. Wir finden schneller einen Porno, der Gewalt an Frauen zeigt, als eine anatomisch korrekte Abbildung der Vulva oder gar Klitoris in einem Schulbuch.

In einer Gesellschaft, in der Brüste sexualisiert werden, das Stillen eines Babys aber unter Ausschluss der Öffentlichkeit stattfinden soll, in einer Gesellschaft, in der Frauen dazu aufgerufen werden, keine kurzen Röcke zu tragen, anstatt Männern zu erklären, dass es nicht ihr Geburtsrecht ist, Frauenkörper zu besitzen und zu bewerten, in einer solchen Gesellschaft ist die Sexualität aller Menschen noch nicht frei – aber es gibt Grund zur Hoffnung. Die Sexualität frei zu leben bedeutet für mich, dass du frei entscheiden kannst, wann, mit wem und wie du Sex haben willst. Ob du Sex haben willst oder nicht und wie du verhüten möchtest. Es bedeutet, dass du Zugang zur Aufklärung bekommst und deinen Körper so lieben darfst, wie er ist.

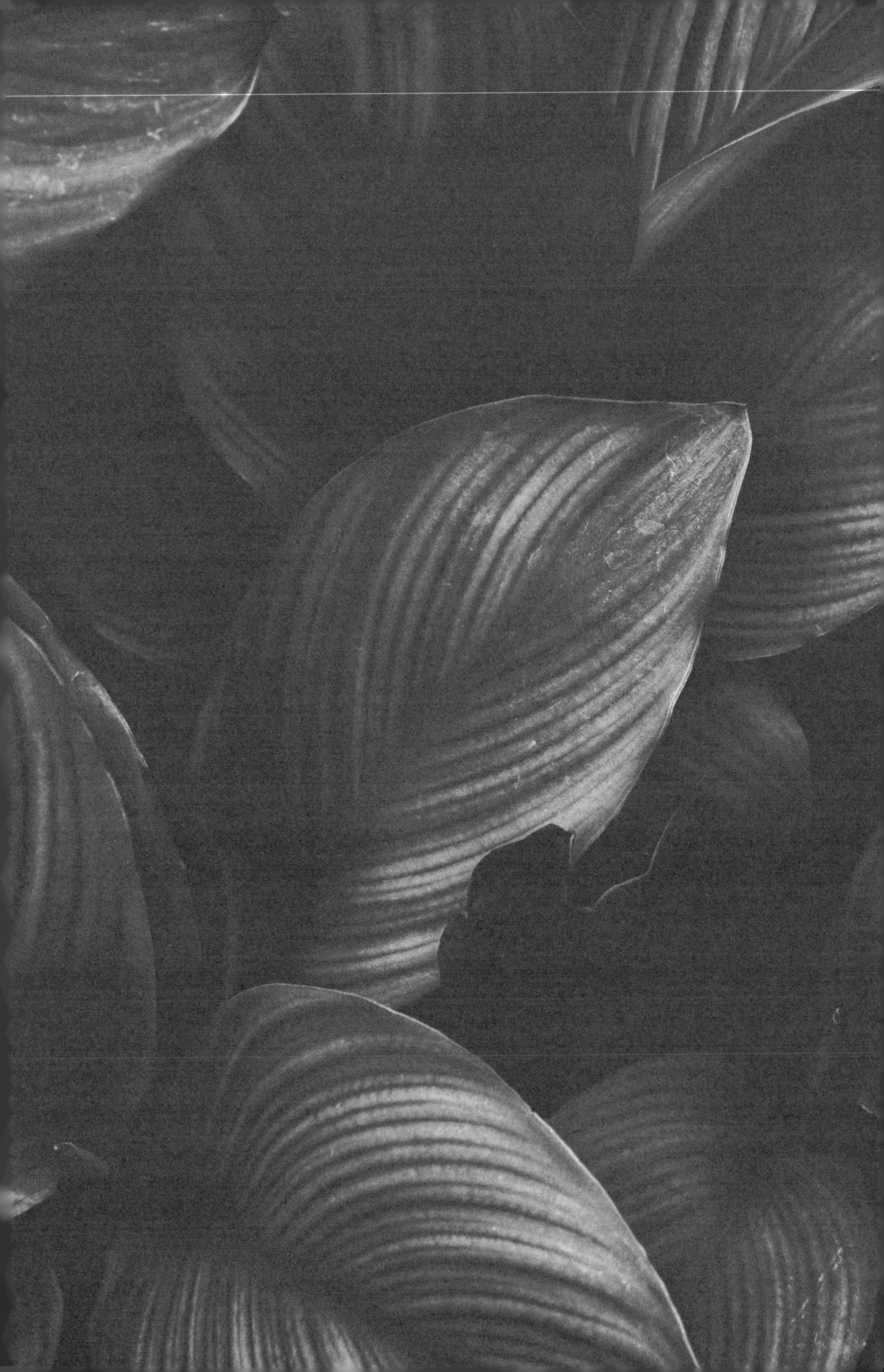

2.

VULVA, VAGINA & CO.: EINE KLEINE BIOLOGIESTUNDE

Bevor es zur Sache geht, möchte ich dir Grundlagen rund um das Thema Geschlecht vermitteln. Das soll die Basis dafür sein, dass du die vielen Klischees besser verstehst und dich und deinen Körper intensiv kennenlernen kannst.

DAS GESCHLECHT - ODER: WIR SIND ALLE GLEICH!

Die Hand bewegt sich rauf und runter – immer wieder und schneller werden. Na, was könnte da passieren? Die meisten Menschen assoziieren mit dieser Handbewegung die Stimulation des Penis. Aber das ist nicht ganz korrekt: So wird auch die Klitoris stimuliert – ja, genauso wie der Penis. Und das liegt an der Homologie der Organe. What? Das hat damit zu tun, dass Embryos zunächst keine Merkmale für Genitalien aufweisen. Für die Entwicklung der Geschlechtsorgane bedeutet das, dass die Genitalien auf demselben Entwicklungspfad entstehen – spannend, oder? Das bedeutet wiederum, dass alle Organe des menschlichen Fortpflanzungssystems miteinander verwandt sind. Das macht sie zu biologischen Homologen: Bei allen Genitalien gibt es Strukturen, die sich wiederholen. Die Klitoris hat zum Beispiel eine Klitoriseichel. Das ist der Teil, den du siehst und spüren kannst, wenn du deine Vulva von außen ertastest und sie anschaust. Diese Eichel findet sich auch beim Penis.

Starten wir mit einem Selbstversuch: Versuche, dein Geschlecht so zu beschreiben, ohne dass du über körperliche Merkmale sprichst. Na, wie gelingt dir das? Der Penis gilt in der Regel als Merkmal für einen Mann, die Vagina als Merkmal für die Frau (obwohl es eigentlich die Vulva wäre). Diese Einteilung erweckt den Eindruck, dass alle anderen Merkmale Abweichungen der Norm wären. Deshalb ist es wichtig zu wissen, wie sich Geschlechtsorgane entwickeln: Embryos tragen bis zur sechs-

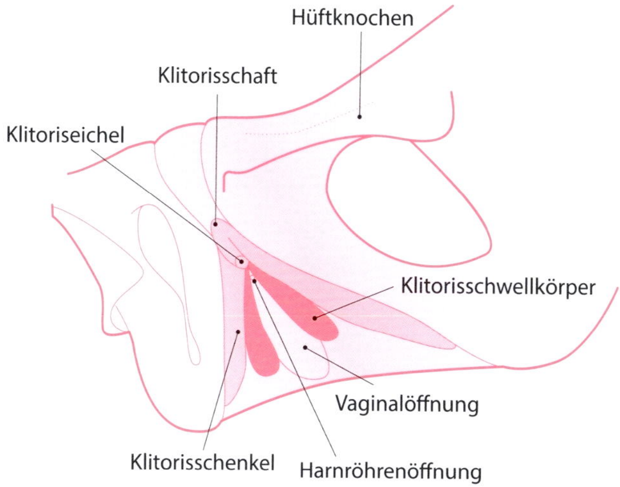

Oben siehst du, wie die Vagina aufgebaut ist. Im direkten Vergleich dazu der Aufbau des Penis (unten).

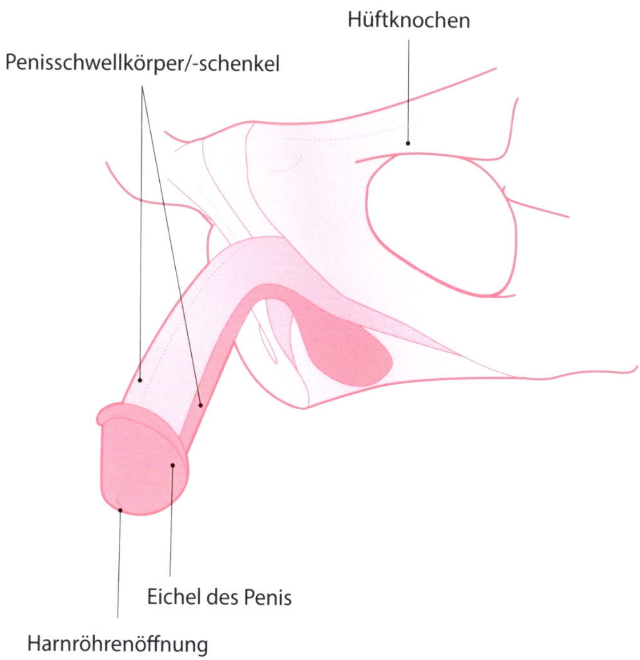

ten Schwangerschaftswoche Anlagen für alle Geschlechter in sich. Ab der sechsten Schwangerschaftswoche sorgen die Chromosomen XX und XY dafür, dass Penis, Vulva, beides oder gar nichts davon entstehen.[34] Es sind also die Gene, die diese Entwicklung prägen. Es gibt mehr als ein Dutzend verschiedener Abläufe, die dazu führen können, dass es nicht ein Penis oder eine Vulva wird: zum Beispiel eine sehr große Klitoris, die vielleicht sogar wie ein Penis aussehen kann, und es gibt Menschen, die zwar den Chromosomensatz XX tragen und dennoch Penis und Hoden entwickeln. Die Übergänge sind sehr viel fließender, als dass man nur zwei Kategorien eröffnen könnte – manchmal fehlen Chromosomen oder sind gar überzählig, dann kommen auch noch die Hormone ins Spiel, die ebenfalls einen großen Einfluss auf die Entwicklung ausüben. Vor diesem Hintergrund davon auszugehen, es gäbe nur drei Geschlechter, scheint etwas ignorant, oder?[35]

Eine Studie der Berliner Humboldt-Universität zeigt, dass allein in Deutschland jährlich bis zu 1700 Operationen durchgeführt werden, die das Geschlecht nach normierten Richtlinien anpassen. Es gibt Merkmale, beispielsweise wie groß eine Klitoris sein muss, um noch als solche zu gelten. Ist sie größer, so wird sie als Penis gedeutet und möglicherweise operiert. Das hat auch zur Folge, dass alle anderen Geschlechtsmerkmale angepasst und sogar entfernt werden, was wiederum dazu führt, dass sich die betroffenen Kinder häufig nicht richtig entwickeln und zum Beispiel gar nicht in die Pubertät kommen. Studien zeigen, dass die operierten Kinder ein Leben lang unter den Eingriffen leiden können.[36] Die Vorstellung finde ich wirklich schrecklich, vor allem wenn man bedenkt, dass diese Eingriffe als »kosmetische Eingriffe« geführt werden und sogar ohne Einwilligung der Betroffenen, weil sie zu diesem Zeitpunkt schlichtweg noch keine Möglichkeit haben, sich eine eigene Meinung zu bilden.

In Diskussionen rund um das Thema Gendern und sexuelle Identifikationen geht es um das Geschlecht und die Zuschreibung, das Geschlecht wird mit Merkmalen wie Penis oder Vagina verknüpft. Es ist also ein Konstrukt dessen, was wir als Gesellschaft als Geschlecht definieren. Häufig entsteht dann der Eindruck, es handle sich bei trans oder nicht binären Personen um Randgruppen oder gar Minderheiten. Statistiken und Forschungen stehen noch am Anfang und es gibt noch kaum Zahlen. Die Biologin Anne Fausto-Sterling geht davon aus, dass weltweit etwa 1,7 Prozent der Menschheit nicht binär ist. Die *Zeit* führte eine Studie an der Universität Freiburg durch: 2,1 Prozent der Befragten gaben an, nicht binär zu sein, also rund 418 bis 517 der Studierenden (von insgesamt 26 467) und rund 115 bis 141 der Beschäftigten (von insgesamt 6 738). Wir sollten daher weniger in binären Kategorien denken und sprechen, sondern vielmehr akzeptieren, dass jeder Mensch das ist, was er ist.[37]

DIE VULVA

Alles, was du von außen sehen kannst, wenn du vor einem Spiegel stehst oder deine Beine spreizt, gehört zur Vulva. Die Vulva ist das sichtbare Genital. Die Vagina hingegen beginnt erst am Vaginaleingang, der die Vulva mit der Gebärmutter verbindet. Zur Vulva gehören Venushügel, innere und äußere Vulvalippen, Vaginavorhof mit Harnröhrenöffnung und Vaginaleingang sowie die Klitoris. Neben der Vaginalöffnung befinden sich eine Reihe von Drüsenausgängen: die Bartholin-Drüse sowie die Ausgänge der Skene-Drüse neben der Harnröhrenöffnung. Diese Drüsen sind die Gegenstücke zur Prostata. Die Skene-Drüsen schwellen bei Erregung an und verhindern so, dass du während dem Sex pinkeln musst (so auch bei der Prostata). Die Flüssigkeit aus der Skene-Drüse wird auch weibliche Ejakulation genannt.[38]

In der Regel lernen wir in der Schule nur ein Wort, das für Vulva und Vagina steht: Scheide. Das ist nicht nur schade, sondern schlichtweg

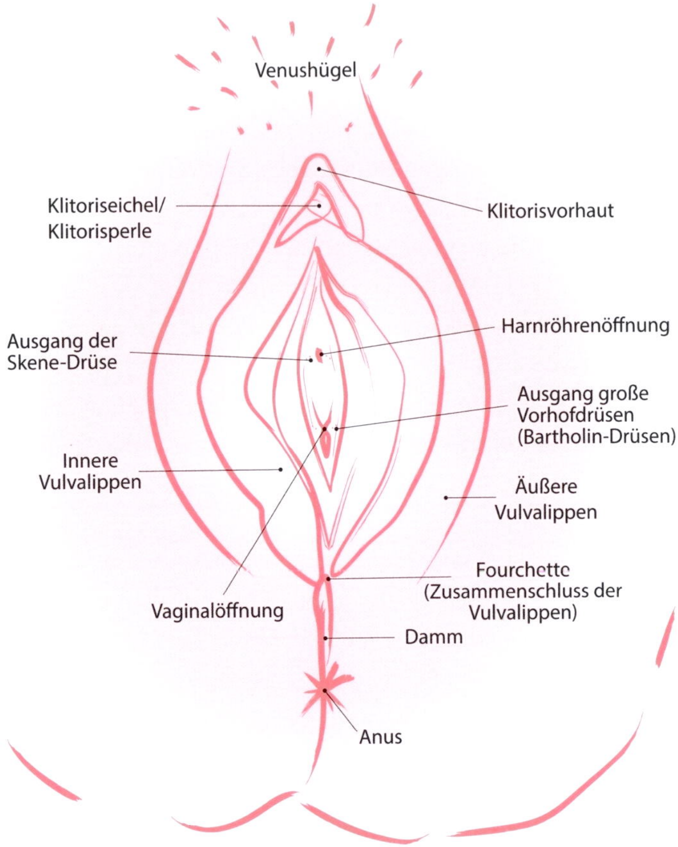

Hier siehst du, was alles zur Vulva gehört

falsch, wir sprechen ja auch nicht von einer Nase, wenn wir das Gesicht meinen. Das Wort »Scheide« hat aber noch andere Bedeutungen, zum Beispiel: »Schlitz, in den ritterliche Helden etwas reinsteckten.« Moment? Bitte was? Das Mittelalter haben wir doch, zumindest zeitlich, wirklich hinter uns gelassen. Vagina hat leider dieselbe Bedeutung, nur eben auf lateinisch. Alternativen aus der Fachwelt gibt es leider nicht.

Das ist nicht nur schade, sondern auch kaum zu glauben, denn Sprache formt unsere Gedanken und unsere Welt. Da das Wort »Scheide« für viele Menschen mit Scham und Penetration besetzt ist, benutze ich trotz allem das Wort »Vagina«, vor allem, wenn ich mit Jugendlichen arbeite. Inzwischen gibt es aber ein Wort, das du vielleicht schon mal gehört hast und tatsächlich diskriminierungsfrei ist: Vulvina. Das Wort ist aus »Vulva« und »Vagina« zusammengesetzt und meint das gesamte Genital.

Die Vulva ist ein faszinierendes Organ. Ist sie erregt, verändert sich nicht nur die Farbe der Vulvalippen, sie wird auch größer. Das Gewebe der Vulva schwillt an, wodurch die Lippenfarbe intensiver durchblutet wird. Die Vulva ist auch äußerst resistent, im Alter verändert sie sich kaum. Die Haare können zwar grau werden und das Gewebe nach der Menopause weicher, doch davon abgesehen bleibt die Vulva sehr belastbar. Bei jedem Menschen sieht die Vulva anders aus, wie wir auch unterschiedliche Gesichter haben. Das fanden Forscher*innen der ersten Vulva-Studie heraus, die von 2015 bis 2017 ganze 657 Vulven untersuchten.[39] Diese Studie ist einzigartig und die erste weltweit, die überhaupt Vulven untersuchte. Dass keine Vulva der anderen gleicht, müsste eigentlich klar sein, aber schön, dass die Wissenschaft bestätigt, wie divers wir sind. Die Untersuchungen haben gezeigt, dass die äußeren Vulvalippen zwischen 1,2 und 18 Zentimeter lang sein können. Ich kann dir also aus wissenschaftlicher Sicht bestätigen, dass mit deiner Vulva und deinen Vulvalippen alles toll und normal ist (solange du keine Schmerzen oder Ähnliches hast). Die Studie wurde vom Leiter der Frauenklinik des Luzerner Kantonsspitals Andreas Günthert initiiert, der beobachtete, dass immer mehr Schönheitsoperationen der Vulva durchgeführt wurden. Das nenne ich mal einen Einsatz – könnte sich Mel Gibson mal was abgucken. Diese Vulva-Operationen erreichten laut Günthert absurde Ausmaße – diese Operationen werden derzeit doppelt so häufig durchgeführt wie noch vor zehn Jahren –, weshalb er die Vielfalt von Vulven aufzeigen wollte.

DIE SCHAM MUSS WEG!

Solange wir von Schamlippen sprechen, werden sich auch weiterhin Menschen für ihre Vulven und Lippen schämen – deshalb nenne ich sie konsequent Vulvalippen. Doch wenn wir von kleinen inneren Lippen und großen äußeren Lippen sprechen, ist das nicht ganz korrekt. Sehr häufig sind die inneren Lippen sehr viel länger, dafür dünner und die äußeren Lippen breiter. Deshalb spreche ich einfach nur von inneren und äußeren Vulvalippen.

Viele Menschen mit Vulva haben keinen Bezug zu diesem Körperteil, vielleicht haben sie ihre Vulva noch nie gesehen oder nehmen ihre Vagina gar nicht als Teil ihres Körpers wahr. Wie soll es da gelingen, Lust zu spüren? Die Vulva ist da, sie existiert und gehört zu dir. Im Abschnitt »Geschichte der Lust und Sexualität« habe ich dir deshalb ausführlich die Entwicklung dargestellt, um zu zeigen, wie sich unsere moralische Bewertung über die Jahrhunderte etabliert hat. Wir besetzen Körperteile mit Scham und Ekel, alles rund um die Vagina ist dreckig, anrüchig, und viele sind davon überzeugt, dass sie unangenehm riecht. Meist höre ich: nach Fisch. Und was bleibt? Ein Teil deines Körpers wird ausgeblendet, ignoriert und nicht selten sogar verflucht. Viele Menschen hadern mit dem Aussehen ihrer Vulva. Ein Grund dafür ist auch die fehlende Diversität in Medien, auch im Porno, denn leider sehen wir auch hier häufig keine unterschiedliche Vulven, auch wenn hier eine der wenigen Möglichkeiten dafür besteht.

AUSSEHEN, GERUCH UND GESCHMACK

Beim Anblick ihrer Vulva sind viele nervös, beschämt oder ekeln sich sogar, auch Geruch und der Geschmack der Vulva und Vagina bereiten vielen Sorgen. Kein Wunder, denn häufig wird die Botschaft vermittelt, dass diese Organe unhygienisch sind. Wegen der Menstruation oder einem angeblich komischen Geruch und Aussehen. Es ist also leider normal, dass viele Menschen keinen guten Bezug zur Vulva und Vagina haben. Wie deine Vulva aussieht, kannst du am besten herausfinden, wenn du sie dir genauer anschaust. Nimm dir dafür einen Handspiegel und setze dich gemütlich auf den Boden oder lege dich auf dein Bett (auf Seite 168 findest du eine passende Übung dazu).

Auch ich bin mit dieser Idee aufgewachsen. Ein Expartner sagte sogar einmal zu mir: »Na ja, ich habe da echt schon alles gerochen.« Ein anderer meinte, ich müsse mich »da unten, an der Vagina, rasieren«, damit ich auch Oralverkehr haben kann. Es ist aber so, dass die Vagina nicht rasiert werden kann, lediglich die Haare an der Vulva und den Vulvalippen.

Wusstest du, dass deutlich weniger Frauen in heterosexuellen Beziehungen oral stimuliert werden als Männer? Nicht selten möchten Frauen keinen passiven Part einnehmen, weil sie sich schämen und nicht gut fallen lassen können. Natürlich geht es auch einigen mit ihrem Sperma so, jedoch erlebe ich häufig, dass Paare während der Menstruation keinen Sex oder Oralverkehr haben – Sperma stellt aber nie ein Problem dar. Manchmal erlebe ich sogar, dass Männer gerade während der Menstruation Oralverkehr fordern. Es ist natürlich in Ordnung, wenn sich beide gut damit fühlen. Allerdings höre ich sehr häufig von meinen Klientinnen, dass sie es aus Sorge so handhaben, aus Sorge, ihm sonst im Bett nicht zu genügen.

Wie du dir vielleicht schon denken kannst: Falls du Sorgen und Ängste in Bezug auf deine Vagina hast, bist du nicht alleine! Was benötigst du also, um dich zu entspannen? Damit du dich mit deinem Genital sicher und gut fühlst? Erregung und Lustempfinden haben einen starken Einfluss darauf, inwiefern man sich mit dem eigenen Genital identifizieren kann. Das gilt natürlich auch für Menschen mit Penis. In vielen Schul- und Medizinbüchern wird der Penis leider häufig proportional zu groß dargestellt. Viele meiner Klienten sorgen sich, dass ihr Penis zu klein sein könnte.

Doch zu klein für was eigentlich?

Es kann sich also lohnen, Vulva, Vagina, Penis kennenzulernen, zu erkunden, anzusehen, zu schmecken und zu riechen. Es ist nichts dabei, den Geschmack deiner Vulva zu probieren. Wenn du den Geschmack kennst, musst du auch nicht mehr mit dem Schlimmsten rechnen, du weißt einfach, wer du bist. Es ist natürlich vollkommen in Ordnung, wenn du das nicht möchtest, du könntest in diesem Fall versuchen, den Gedanken zuzulassen, was sich durch eine solche Übung verändern könnte.

Körperliche Emotionen in Bezug auf deinen Körper und deine Genitalien sind total normal. Diese können durch Erfahrungen entstehen, die wir gemacht haben, oder darüber, welche Botschaften uns über die Vulva und den Penis vermittelt wurden – diese Botschaften und Erfahrungen können gut sein. Übergriffiges Verhalten oder sexualisierte Gewalt hingegen können dazu führen, dass Schmerzen an Vulva, Vagina oder Penis empfunden werden, wenn diese auch nur leicht berührt oder angesehen werden. Vielleicht kommen starke emotionale Gefühle beim Anblick hoch, vielleicht sogar Tränen. Dies bedeutet nicht automatisch, dass man übergriffiges Verhalten erlebt hat, vielleicht aber sehr viele negative Botschaften. Schmerzen an deinen Genitalien können aber auch medizinische Ursachen haben, die sollten auf jeden Fall mit Gynäkolog*innen oder Ärzt*innen abgeklärt werden. Schmerzen beim Sex sind nicht normal, außer, sie sind gewollt und mit allen Beteiligten abgeklärt.

DIE KLITORIS

Die Klitoris, auch Kitzler genannt, wurde erst im Jahr 1998 entdeckt, als die australische Urologin Helen O'Connell die komplette Struktur und Größe der Klitoris darstellte – ja, auch ich war zu diesem Zeitpunkt bereits geboren. Allerdings gibt es widersprüchliche Zahlen, denn bereits 1844 soll der Mediziner und Anatom Georg Ludwig Kobelt die vollständige Form der Klitoris gezeichnet haben.[40]

Die Klitoris liegt unter den Vulvalippen und ragt bis ins Becken hinein. Meistens sehen wir nur die Klitoriseichel, die sich als Perle oder Erbse beschreiben lässt. Aufgrund der homologen Struktur wird wie der Penis auch die Klitoris steif und Menschen mit Klitoris können genauso eine »Morgenlatte« bekommen wie Menschen mit Penis. Die Klitoris hat aber weitere Teile und ist viel größer, als viele Menschen annehmen. Um genau zu sein, ist die Klitoris im Schnitt sogar etwas größer als der Durchschnittspenis, der erschlafft 9,16 Zentimeter misst. Ihre Größe beträgt zwischen sieben und zwölf Zentimetern, besteht aus Klitoriseichel, Klitorisschaft, einer Vorhaut, die über der Eichel sitzt, um diese zu schützen, zwei Schenkeln und zwei Schwellkörpern, die den Vaginaleingang umschließen. Die Klitoris ist, ebenso wie die gesamte Vulva, mit vielen Nervenzellen durchzogen. Besonders spannend finde ich, dass die Klitoris bis zu 300 Prozent größer wird und sich ausdehnt, wenn sie erregt ist. Und tatsächlich kannst du das spüren und sehen: Es wird Blut in die Schwellkörper gepumpt, die dann steif werden, wodurch die Vulva größer und praller wird. Währenddessen bewegt sich auch die Klitoriseichel und es kommt zu einer Erektion. Die Klitoriseichel wird dann größer, das liegt auch daran, dass sich die Vorhaut zurückzieht. Viel wichtiger aber ist, dass die Klitoris nicht nur ein Modell mit vier Schenkeln und Kopf (Eichel) ist, sondern ihre Nervenbahnen im gesamten Unterleib verteilt sind, sodass wir kaum sagen können, wie groß die Klitoris tatsächlich ist. Sie gehen sogar über den Po bis zum Anus und ziehen sich bis zum unteren Rücken hoch. Es kann sich deshalb sehr lustvoll anfühlen, wenn während des Sex Rücken und Po gestreichelt wird und der Dammbereich oder die Innenschenkel berührt werden. Die G-Zone (G-Punkt) hängt ebenfalls eng mit den Nervenbahnen der Klitoris zusammen, doch darauf gehe ich später ein. Es ist egal, ob ein Orgasmus nun vaginal oder klitoral ausgelöst wurde, denn die Klitoris ist in beiden Fällen das Organ, das dafür verantwortlich ist. Wir können also einen weiteren Mythos aufklären: Den klitoralen und vaginalen Orgasmus à la Sigmund Freund gibt es so gar nicht. Vaginale Orgasmen gibt es schon, die im Bereich der Zervix oder der G-Zone (G-Punkt) ausgelöst werden, aber der Reiz wird über die Nervenbahnen der Klitoris verarbeitet.[41]

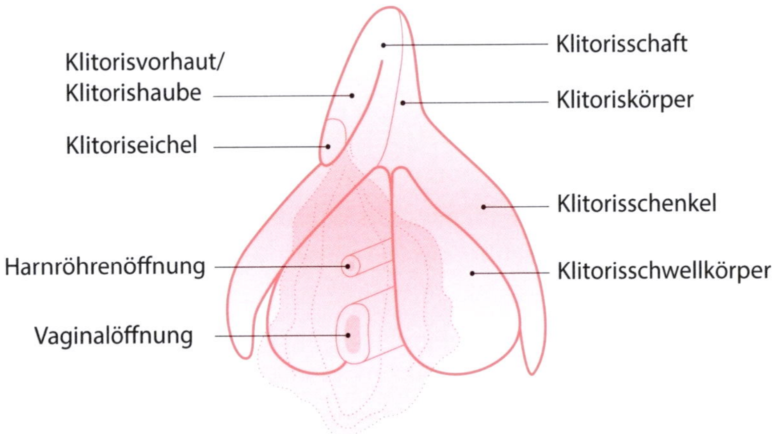

Vorderansicht der Klitoris, im Zustand der Erregung

Mittlerweile gibt es viele Studien, die besagen, dass nur etwa 15 bis 30 Prozent aller Menschen mit Vulva durch penetrativen Sex zum Höhepunkt kommen können. Und das heißt im Umkehrschluss auch: 70 bis 80 Prozent benötigen eine direkte, äußere Stimulation der Klitoris.[42] Wusstest du zum Beispiel, dass circa 95 Prozent aller Männer in einer Umfrage angaben, beim penetrativen Sex regelmäßig zu einem Orgasmus zu kommen, bei den befragten Frauen nur 30 Prozent?[43] Ungerecht? Ja – und diese Ungerechtigkeit hat sogar einen Namen: Orgasm-gap! Beim Solosex und gleichgeschlechtlichen Sex gibt es diese Unterschiede nicht – spannend! Das liegt natürlich auch an der fehlenden Aufklärung darüber, wie das mit der Stimulation eigentlich klappt, und das wiederum liegt am männlichen Blick auf die Sexualität. Ein Beispiel findet sich im Porno: Die gängigen Pornos sind häufig aus männlicher Sicht, mit männlichen Fantasien für männliche Zuschauer produziert. Deshalb sehen wir leider nicht mal im Porno, wie Menschen mit Vulva einen Orgasmus bekommen. Versteht mich nicht falsch, Pornos können anregend und lustvoll sein, aber nur dann, wenn jede*r etwas davon hat.

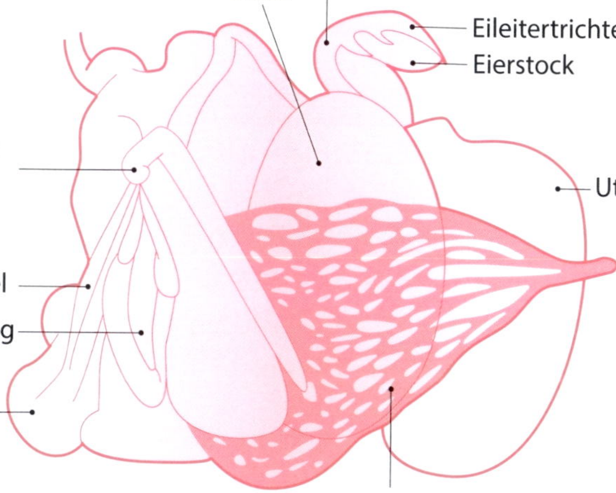

Auf der Abbildung kannst du noch mal genau sehen, wie groß die Klitoris im nicht erregten Zustand und die Nervenbahnen sind.

Ihr seht, die Klitoris spielt nicht nur eine Nebenrolle, sondern die Hauptrolle. Wie schade, dass das nicht immer so erkannt wurde! Erinnert ihr euch an den Moment, als die Menschheit begriff, dass Babys auch ohne Orgasmus gezeugt werden können, im Abschnitt zur Geschichte der Lust und Sexualität? Auch der Orgasmus bei Menschen mit Penis ist für die Zeugung nicht immer von Bedeutung, denn ein Orgasmus steht nicht im Zusammenhang mit einer Ejakulation. Bis heute gilt der Mythos, dass die Klitoris ein reines Lustorgan ist. Forscher fanden inzwischen heraus, dass die pulsierenden Bewegungen der Klitoris während des Orgasmus durchaus zu einem positiven Verlauf einer Schwangerschaft beitragen können, weil dadurch die Spermien besser zur Zervix transportiert werden. Außerdem wird durch die Stimulation der Klitoris die Durchblutung im Genitalbereich angeregt, die vaginale Lubrikation (Befeuchtung) gesteigert und der Sauerstoff sowie die Temperatur in der Vagina erhöht. All das trägt zusätzlich zum Überleben der Spermien bei und verbessert sogar ihre Funktion. Während der Erregung der Klitoris wird außerdem der gesamte Uterus durch Muskelkontraktionen angehoben, sodass Spermien besser in den Uterus hineinkommen. Das ist doch spannend, oder? Dieses Wissen soll dir aber keinen Stress machen, wenn du eine Schwangerschaft anstrebst – denn ja, ein Orgasmus kann zu einem positiven Verlauf beitragen, aber Stress ist immer noch ein größerer Lust- und Entspannungsdämpfer.[44]

GROSS, GRÖSSER, VAGINA!

Lasst uns weiter in die Vulva hineinschauen, denn dort können wir die Vaginalöffnung entdecken. Es macht übrigens einen Unterschied, ob wir von Vaginalöffnung oder Vaginaleingang sprechen, denn eine Vagina nimmt nicht nur Dinge in sich auf. Die Vagina ist der Schlauch, der vom Vaginaleingang und bis zum Uterus reicht. Die Vagina beginnt an der Vaginalöffnung – der Ort des Mythos rund um das Jungfernhäutchen. Hast du in der Schule auch gelernt, dass es ein Häutchen am Vaginaleingang gibt, das beim ersten Sex einreisst? Damit war natürlich der penetrierende Sex gemeint, was zu meiner Schulzeit so nicht benannt wurde. Ich hatte wegen des Mythos sehr große Angst vor Schmerzen beim Sex. Was ich aber noch schlimmer finde: Mir wurde gesagt, dass diese Schmerzen normal seien. Das las ich sogar in der *Bravo*. Schauen wir mal, was da dran ist!

Zunächst mal das Wichtigste: Es gibt keine Haut, die deine Vagina jemals verschlossen hat, und noch schlimmer: eingerissen ist! Autsch – kein Wunder, dass ich Angst hatte.[45] Der Fachbegriff für das Jungfernhäutchen lautet Hymen und es sieht bei allen unterschiedlich aus. Nicht alle Menschen mit Vagina haben ein Hymen, selbst nach einer vaginalen Geburt kann es genauso aussehen wie zuvor. Das Hymen ist ein Schleimhautkranz, der, wenn er denn vorhanden ist, um die Vaginalöffnung liegt. Sollte das Hymen tatsächlich zugewachsen sein, muss es operativ geöffnet werden. In der Medizin spricht man in diesem Fall von einer »Fehlbildung« – wobei ich das einfach als individuelles Körperteil beschreiben würde. Das Hymen ist eine Hautfalte, dem eine Bedeutung gegeben wurde, das zunächst eigentlich nur das ist: ein Stück Haut, wie ein Ohrläppchen oder eine Zunge. Und wird die Haut, also das Hymen, verletzt, heilt es in der Regel wieder, wie eine Wunde am Finger auch. Manche haben es, andere nicht, und doch unterdrückt dieser Mythos Menschen weltweit und kontrolliert deren Sexualität. Die Brustwarzen haben bei Menschen mit Penis zunächst auch keine Funktion, und doch sind sie da. Das Hymen wird dann verletzt, wenn zu wenig Feuchtigkeit vorhanden ist. Die Reibung durch Finger oder einen Penis kann dazu führen, dass die Haut an der Vulva, an den Lippen oder auch am Penis trocken ist und sich verletzt. Nutze also immer Gleitgel. Und das führt mich zu einem weiteren Mythos, mit dem ich unbedingt aufräumen möchte: Die Vagina kann nicht ausleiern, auch nicht nach einer vaginalen Geburt.

Schauen wir sie uns genauer an: Die Vagina ist ein Muskel, der sich extrem ausdehnen und zurückziehen kann, und ein weiches und sanftes

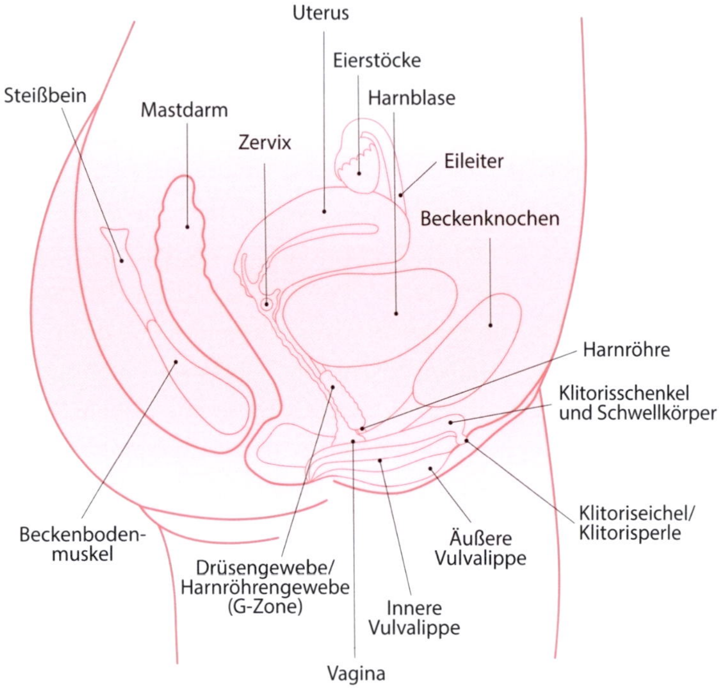

Beckenboden

Organ ist. Im nicht erregten Zustand ist die Vagina circa acht bis zwölf Zentimeter lang. Bei Erregung kann sie sich bis zu 18 Zentimeter ausdehnen. Es passt sogar ein Kopf eines Babys durch dieses Organ, das sich danach wieder komplett zurückzieht, und es verliert auch nicht seine Sensibilität – schön und kraftvoll. Penisse, die wenig spüren, gibt es dagegen schon: Dass Menschen, die den Penis während des Solosex stark stimulieren, bei vaginalem, penetrierenden Sex nicht so viel spüren, kommt durchaus vor, das hat aber nichts mit der Vagina zu tun.

Es kann aber sein, dass sich die Vagina für viele, gerade beim Sex, taub anfühlt. Das höre ich auch oft von meinen Klientinnen, die berichten, dass sie beim Sex kaum etwas spüren. Das liegt aber nicht an der Vagina: Die meisten Eltern säubern Penis und Vulva sehr gründlich, sie cremen sie ein und waschen sie. Die Vagina wird bei dieser Prozedur meist ausgespart, was auch gut ist, denn die Vagina reinigt sich von selbst. Es führt aber dazu, dass die Synapsen im Gehirn nicht ausgebildet werden. Es finden keine Berührungen statt, die mit einem Gefühl verbunden werden können. Ab dem Kleinkindalter können Kinder geschult werden und über ihre Hygiene mit ihrem Körper in Verbindung gebracht werden. Eltern können dafür ihren Kindern einfach beibringen, wie Vulva oder Penis gewaschen werden und wie sie sich selbst um sich, ihren Körper und ihre Genitalien kümmern. Wir können Kindern erklären, wie das geht, es vielleicht selbst vormachen und sie auf diesem Weg begleiten, ohne übergriffig zu werden. Außerdem können wir Kindern über unsere Sprache einen positiven Zugang zu ihren Genitalien gewährleisten, indem wir selbst nicht abwertend oder voller Ekel über sie sprechen.

Eine wichtige Information ist auch, dass die Vagina nicht nur ein passives Organ ist und Dinge in sich aufnehmen kann, wie den Penis, Tampons, Toys oder Finger. Sie ist auch ein sehr aktives Organ: Sie kann Dinge in sich aufnehmen und es kommt sogar vor, dass sie sie nicht mehr hergibt. Du kannst das ausprobieren: Versuche doch mal, mit deiner Vagina deinen Finger zu greifen und ihn zu halten. Kennst du Liebeskugeln, auch Yoni-Eier genannt? Du kannst sie mit deiner Vagina aufnehmen und behalten, solange du möchtest, und wieder ausstoßen. Denke bitte an ein Rückholbändchen und mach dir keinen Stress, wenn die Kugeln nicht gleich wieder hinausgeworfen werden. Da Menstruationstassen Unterdruck erzeugen, können sie dir jederzeit helfen, etwas aus deiner Vagina zu bekommen. Dieser Vorgang wird »circlusion« genannt, und benennt das Gegenteil von Penetration. Liebeskugeln sind übrigens ein irreführender Begriff, da sie vor allem dafür gedacht sind, den Beckenboden zu trainieren.

Kommen wir zur Befeuchtung deiner Vagina, auch Lubrikation genannt. Der Weißfluss ist ein geruchloses, milchig-weißes Sekret, das in der Zervix und Vagina produziert wird, dir deinen Eisprung anzeigt und zum Beispiel für das Überleben und den Transport der Spermien verantwortlich ist. Die Konsistenz verändert sich während des Zyklus. Nach dem Eisprung ist das Sekret milchig und zäh, es sorgt dafür, dass das Milieu in der Vagina mit den Spermien matcht, so können die Spermien in der Vagina überleben und zu den Eizellen transportiert werden. Ohne Weißfluss gäbe es also keine Befruchtung der Eizellen. Die Feuchtigkeit ist nicht immer dieselbe und feucht bedeutet nicht, dass du automatisch auch Lust hast oder erregt bist. Noch immer höre ich sehr häufig den Mythos »Wer feucht ist, ist auch geil«. Wenn wir einen sexuellen Reiz sehen, befeuchtet sich die Vagina automatisch. Das bedeutet nicht, dass du das, was du siehst, auch erregend findest oder gar nachmachen möchtest. Das gilt zum Beispiel, wenn wir eine Filmszene sehen, die vielleicht sogar übergriffiges Verhalten zeigt; auch dann kann sich die Vagina befeuchten. Aus dieser Tatsache ist auch der Mythos entstanden, dass Frauen dominiert werden möchten – weil: die Vagina ist ja feucht, also findet sie es gut. Natürlich ist es in Ordnung, wenn du es genießt beim Sex, die Regie jemand anderem zu überlassen, aber häufig erlebe ich, dass dieser Wunsch vor allem aus einer Unsicherheit heraus entsteht. Es kann übrigens auch sein, dass du Lust hast und nicht feucht wirst. Die natürliche Lubrikation hält in der Regel nur zwei bis drei Minuten und viele Faktoren führen dazu, dass du nicht richtig feucht wirst: Alkohol, Drogen, Rauchen, Ernährung. All das kann dazu führen, dass es nicht so klappt. Nutze daher Gleitgel, auch beim Solosex.

WAS HAT ES EIGENTLICH MIT DER G-ZONE AUF SICH?

In der Vagina gibt es noch mehr zu entdecken: zum Beispiel die G-Zone. Häufig lernen wir, dass die G-Zone ein Punkt oder eine Fläche ist, die hinter der Vaginalöffnung liegt und irgendetwas mit dem Orgasmus zu tun hat. Der G-Punkt ist kein Punkt und schon gar nicht ohne Funktion: Es handelt sich um die Prostata, die in der Regel jeder Mensch jeden Geschlechts hat und wie die Klitoris ein homologes Organ ist. Die Prostata ist eine Drüse, auch Vorsteherdrüse, Paraurethraldrüse oder Skene-Drüse genannt. Diese Drüsen besitzen mehrere Ausgänge und du kannst sie in deiner Vulva sogar neben Harnröhrenausgang und Vaginalöffnung sehen. Bei Menschen mit Penis wird die Prostata über den Anus erreicht, sie ist deutlich größer und produziert einen Teil der Samenflüssigkeit. Bei Menschen mit Vulva hat die Prostata im Inneren der Vagina tatsächlich eine Fläche von zwei Zentimetern, die sich etwas rau anfühlt. Sie liegt innerhalb der Vorderwand des Vaginaleingangs und erzeugt ebenfalls Flüssigkeit für die Ejakulation. Da aber diese Flüssigkeit für die Befruchtung nicht benötigt wird, gehen Forscher*innen zurzeit davon aus, dass sich die Drüse deshalb nicht weiterentwickelt hat.[46] Die Geschichte der G-Zone zeigt sehr gut, wie die *weibliche* Lust in der Gesellschaft wahrgenommen wird: Von Mythen umrankt, ein geheimnisvoller Hebel, anhand dessen Männer Frauen zu einem unvergleichlichen Orgasmus bringen können. Wenn der allerdings nicht klappt, stimmt etwas nicht – mit der Frau. Klar!

Ihr ahnt es vielleicht schon, hier hatte mal wieder ein Mann seine Finger im Spiel. Ja – schlechte Wortwitze kann ich. Die G-Zone wurde in den 1950er-Jahren vom Gynäkologen Ernst Gräfenberg entdeckt und nach ihm benannt (auch G-Fläche oder Gräfenberg-Zone genannt).[47] Die Skene-Drüse ist übrigens – sowie fast alle Körperteile – auch nach einem Mann benannt. Allerdings, wie so oft, soll Gräfenberg eigentlich gar nicht der ursprüngliche Entdecker der G-Zone gewesen sein – bereits altindischen Sexualwissenschaftler*innen und Autor*innen des Kamasutras war die G-Zone als erogene Zone bekannt.[48] Gräfenberg fand jedenfalls heraus, dass die Vaginalwand eine ausgeprägte erogene Zone ist, der vor allem bei sexuellen Mangelzuständen mehr Beachtung geschenkt werden sollte. Er korrigierte somit den Irrtum, dass Frauen keine Erfahrung mit dem vaginalen Orgasmus haben können, weil man irrtümlicherweise annahm, dass in der Vaginalwand keine Nerven vorhanden waren. [49] Das war doch mal eine wichtige Erkenntnis, die es so leider nicht in die Schul- und Medizinbücher geschafft hat.

Der G-Punkt ist also kein Knopf, der gedrückt werden kann und – zack! – hallo Orgasmus, auch wenn uns viele Zeitschriften das jahrzehntelang so verkaufen wollten. Er ist ein Teil der Vagina und manchen gefällt die Stimulation, anderen nicht. 48 Prozent der Befragten einer Studie gaben an, dass sie ihre G-Fläche mit ihren Fingern durch eine Komm-her-Bewegung erreichten. Diese Studie wurde von der Seite *OMGYes* initiiert, zusammen mit Forscher*innen vom Kinsey Institute, dem Forschungsinstitut der Universität von Indiana. Es wurden Tausende von Interviews geführt, für die erste wissenschaftliche Studie zu den Feinheiten der *weiblichen* Lust. Die Ergebnisse sind so interessant, dass ich sie dir nicht vorenthalten möchte: Bei 19 Prozent der Befragten liegt die G-Fläche leicht links oder rechts des Vaginalwand; bei 9 Prozent exakt an der linken oder rechten Seite. 16 Prozent der Befragten ertasteten ihre G-Fläche am Grund der Vagina, 20 Prozent gaben an, dass ihre G-Fläche wandert. Wow![50] Wenn du mit deinen Fingern diesen rauen Bereich etwas massierst oder etwas Druck ausübst, kannst du die Skene-Drüsen stimulieren, wodurch sich die Muskeln reflektorisch zusammenziehen und entleeren können.

SQUIRTEN

Die Tabuisierung der *weiblichen* Lust führte also dazu, dass viele gar nicht wissen, dass die G-Fläche die Prostata ist und auch Frauen eine haben. Das gilt leider auch für die *weibliche* Ejakulation, auch hier ist die Studienlage noch sehr dürftig. Im Schnitt sollen 69 Prozent der Frauen ejakulieren können.[51] Viele Frauen beschreiben die Ejakulation als eine Form des Loslassens, bei der sie sich vollständig auf ihren Körper und ihre Lust besinnen. Der Druck auf die Skene-Drüse fühlt sich häufig so an, als ob die Blase entleert werden müsste, und die Flüssigkeit fließt vielmehr aus der Vagina hinaus, als dass es spritzt. Die Skene-Drüse ist unterschiedlich empfindlich und diese Art der Stimulation muss meist erst trainiert werden – so wie bei den meisten Berührungen der Vagina.

Unumstritten ist, dass jeder Mensch Prostatagewebe hat. Diese Unsicherheiten führen dazu, dass die »weibliche Ejakulation« und das »Squirten« häufig als zwei verschiedene Vorgänge, mit unterschiedlichen Flüssigkeiten beschrieben werden. Squirten oder eben die *weibliche* Ejakulation ist nicht zu verwechseln mit der Befeuchtung der Vagina oder dem weißen Ausfluss. Bei einem Orgasmus ziehen sich die Skene-Drüsen zusammen und entleeren sich dann reflexartig, dabei fließt ein Sekret aus den Drüsen. Beim Squirten ist diese Flüssigkeit jedoch dicker. Viele bemerken vielleicht keinen Unterschied, bei manchen wiederum kann sehr viel Flüssigkeit aus den Drüsen fließen.

Die Entleerung der Skene-Drüsen geschieht bei allen Menschen während des Orgasmus, deshalb ist hier diese Frage viel wichtiger: Wie nimmst du es wahr? Bemerkst du viel Flüssigkeit? Wenn nicht, könnte die Flüssigkeit auch relativ unbemerkt nach innen abfließen. Die Vorstellung, dass sehr viel Flüssigkeit produziert wird, wie wir es im Porno sehen können, entspricht nicht der ganzen Wahrheit. Es gibt viele Diskussionen und ungeklärte Standpunkte, sicher ist aber: In der Medizin wird noch viel zu häufig von einer männlichen Sichtweise ausgegangen, weshalb es auch zu diesem Thema einfach zu wenig Forschung gibt. Ich hoffe, dass sich in den nächsten Jahren weitere Studien damit beschäftigen werden. Ich beziehe mich auf die Forschung der Kommunikationswissenschaftlerin, Autorin und feministischen Linguistin Dr. Laura Méritt sowie auf die Arbeit der Schriftstellerin und Kulturwissenschaftlerin Stephanie Haerdle. Ihre Arbeiten und Bücher möchte ich euch besonders ans Herz legen.

DIE ZERVIX

Kommen wir nun zum sogenannten Gebärmutterhals, auch Zervix genannt. Diesem Bereich wird beim Sex, wie kann es anders sein, kaum Aufmerksamkeit geschenkt, was sehr schade ist. Es ist erstaunlich, was die Zervix alles kann. Zunächst fungiert sie durch ihre kleine Öffnung als Ein- und Ausgang des Uterus. Über diese kleine Öffnung kann zum Beispiel Menstruationsblut abfließen, und es können Spermien hineinschwimmen. Die Tore der Zervix sind nicht dauernd geöffnet, sondern nur zu bestimmten Zeiten, zum Beispiel während des Eisprungs oder der Menstruation. Eine Schwangerschaft kann natürlich nur bei geöffneter Pforte entstehen. Während der Schwangerschaft hingegen bleibt die Zervix komplett verschlossen, um das Baby vor Keimen zu schützen.

Die Zervix ist für viele ein empfindliches Organteil, vor allem bei den ersten sexuellen Erfahrungen wird es als unangenehm empfunden, wenn der Penis, ein Finger oder ein Toy an die Zervix stößt. Das liegt

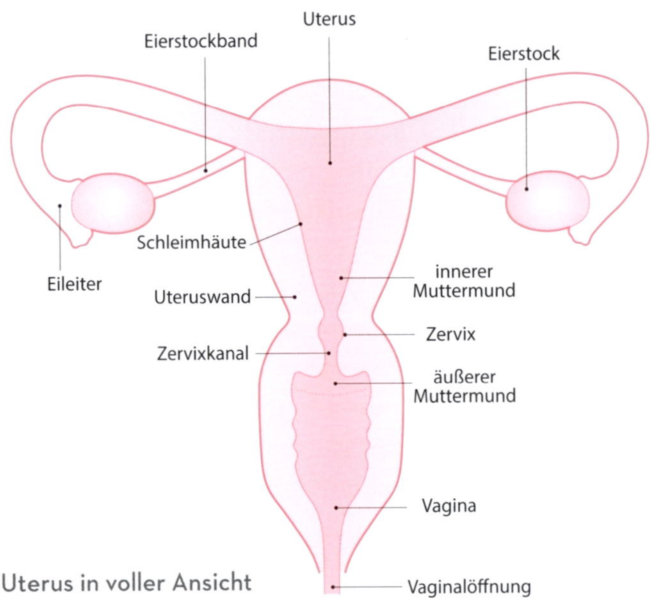

Der Uterus in voller Ansicht

daran, dass sich durch die Zervix drei große Nerven ziehen. Manche empfinden sogar starke Schmerzen, wenn sie direkt stimuliert wird. Für andere wiederum kann dieser Bereich sexuell höchst erregend sein. Leider wurde auch dieser Teil des Uterus in der Medizin lange Zeit nicht beachtet. Heute weiß man zum Glück aber mehr darüber, weil das Nervengeflecht ein sehr wichtiger Bereich für die Sexualität ist. Es gibt beispielsweise die Erkenntnis, dass Menschen mit einer Querschnittlähmung durch die Stimulation an der Zervix, die mit den Nervenbahnen der Klitoris verbunden ist, orgasmusfähig sind.[52]

ÜBUNG:

SPÜRE DOCH MAL, WAS BEI ERREGUNG PASSIERT …

Ich möchte dich gerne dazu ermutigen, deinen Körper kennenzulernen, zu ertasten und zu spüren. Vielleicht überrascht dich das, aber diesen Bereich kannst du fühlen! Fahre mit deinen Fingern in deine Vagina und versuche, deine Zervix zu finden. Sie fühlt sich weich an und sie steht am Ende der Vagina wie ein Flaschenkopf hervor. Mit deinen Fingern kannst du dich auch ruhig trauen, hinter diesen Bereich zu fahren. Je nachdem, in welchem Bereich du dich während deines Zyklus befindest, wirst du sie besser oder schlechter erreichen können. Ein guter Zeitpunkt für eine Erkundungstour kann während des Eisprungs sein, wenn die Tore geöffnet sind.

Wie die Vagina musst du auch die Zervix zunächst etwas aufwecken und dich herantasten. Zum Vergleich kannst du deine Vagina erkunden, wenn du erregt bist, da sie sich in diesem Zustand bis zu 18 Zentimeter ausdehnen kann. Du wirst spüren, dass du in deiner Vagina mehr Platz haben wirst. Wenn du auf dem Rücken liegst, wirst du trotzdem sehr gut an deine Zervix herankommen, da sich die Vagina nicht einfach nach hinten ausdehnt, sondern insgesamt mehr Raum einnimmt. Vergleiche am besten selbst: Wie fühlt sich deine Vagina an, wenn du nicht erregt bist, und wie, wenn du Lust hast? Du wirst bemerken, dass deine Zervix eine andere Position eingenommen hat. Das gilt auch für deinen Uterus, die sich während einer Erregung aufstellt.

Kleiner Tipp, falls es dir schwerfällt, dich auf die Übung einzulassen: Unter der Dusche oder, noch besser, in der Badewanne kannst du richtig entspannt auf Entdeckungsreise gehen.

DER BECKENBODEN

Alle Menschen haben einen Beckenboden. Bei Menschen mit Vulva befindet er sich zwischen Steißbein, Sitzhöckern und Venushügel. Der Beckenboden schließt den Bauchraum ab und trägt die inneren Organe. Er besteht aus drei Muskelschichten, die übereinandergelagert sind und die du einzeln ansteuern kannst. Die innere Schicht hält die Organe, die mittlere Schicht stabilisiert den Rumpf, die äußere Schicht sorgt dafür, die die Körperöffnungen sich öffnen und schließen können, wie zum Beispiel beim Toilettengang. Bei der Geburt weitet sich der Beckenboden und wenn du niesen musst, wirkt er dem Druck entgegen und stabilisiert damit die Beckenbodenmuskulatur. Wenn du dich auf deine Hände setzt, kannst du ihn ertasten; die beiden Knochen, die du dabei spürst, sind die Sitzhöcker. Das Steißbein findest du, wenn du mit deinen Händen an deiner Wirbelsäule bis nach unten fährst, dein Venushügel befindet sich zwischen Bauchnabel und Vulva.

Wie du siehst, ist der Beckenboden ein äußerst kraftvolles Gebilde, das viele Funktionen erfüllt. Ein gut trainierter Beckenbodenmuskel hilft dir, sexuelle Lust besser zu spüren, weil er stärkere Kontraktionen erzeugt, und das kann beim Orgasmus positive Auswirkungen haben. Diese Kontraktionen selbst kannst du wiederum nutzen, um die sexuelle Lust zu intensivieren. Das Wechselspiel aus Anspannung und Entspannung der Muskeln sorgt für pulsierende Gefühle, die deine Lust steigern können. Wenn du deinen Beckenboden trainierst, wird nicht nur auch die Durchblutung verbessert und die Muskulatur gekräftigt, auch deine Aufmerksamkeit wird mehr auf dein Genital gelenkt. Diese vertiefte Wahrnehmung intensiviert die neuronale Verbindung zum Gehirn. Gerade dann, wenn du häufig im Genitalbereich wenig spürst, können diese Übungen viel bringen. Auch bei Funktionsstörungen (ich mag das Wort eigentlich nicht, es erweckt den Anschein, als ob etwas nicht funktionieren würde), wie Orgasmusschwierigkeiten oder Erektionsprobleme, kann Beckenbodentraining helfen.

ÜBUNG:

SPÜRE DEIN BECKEN

Versuche es doch gleich einmal: Spanne deinen Beckenbodenmuskel an und lass wieder locker. Führe diese Bewegung einige Male durch und richte deine Aufmerksamkeit auf dein Genital. Spürst du schon etwas? Vielleicht hilft dir die Vorstellung, dass du mit den Vulvalippen Blümchen pflückst oder mit dem Penis winkst. Diese kleine Übung kannst du bewusst einsetzen, um deine Vulva und Vagina nicht nur von außen, sondern auch von innen zu stimulieren und so deine Erregung besser zu steuern.

Manchmal kann es sogar sein, dass du durch eine zu hohe Anspannung weniger spürst – dann verringere die Anspannung wieder. Ich habe euch schon erzählt, dass ich häufiger höre, wie schnell viele Menschen sich befriedigen können und zum Ziel kommen. Wenn der Beckenboden aber extrem angespannt ist, kann dies dazu führen, dass man weniger spürt. Achte also einmal darauf, dass du bei der Selbstbefriedigung Becken und Pomuskeln anspannst und locker lässt. Spüre einmal genau hin, welchen Unterschied das macht. Beim Sex, egal ob solo oder gemeinsam, kannst du damit spielen.

In Zeitschriften wird häufig erklärt, dass der Beckenbodenmuskel trainiert werden kann, wenn Urin kurz angehalten und losgelassen wird. Expert*innen warnen davor, denn diese Übung verursacht Probleme beim Pinkeln.

ÜBUNG:

DIE BECKENBODENSCHAUKEL

Diese Übung wird dir helfen, dich beim Sex auf deinen Körper und deine sexuelle Lust zu konzentrieren. Versuche, dein Becken zu bewegen: nach vorne, nach hinten, zur Seite, kreisen und wippen. Stell dir vor, du sitzt auf einer Schaukel. Beobachte, wie sich der Po anspannt, wenn du das Becken nach vorne kippst und wie der Po locker wird, wenn das Becken nach hinten kippt. Spüre hin, wie du durch diese Bewegung in sexuelle Lust kommen kannst. Sex ist kein spontanes Ergebnis, sondern kontextabhängig, aus diesem Grund kann es dir helfen, für diese Übung eine gemütliche Atmosphäre zu schaffen. Die Beckenbodenschaukel ist eine Urbewegung für Entspannung und Aktivierung von Lust.[53]

DER PENIS

Auch wenn es in diesem Buch vorrangig um die Lust von Menschen mit Vulva geht, finde ich es wichtig, alle Genitalien zu besprechen. Männer können ebenso Vagina und Vulva haben, wie Frauen einen Penis. Außerdem hilft dir das Wissen, wenn du mit Menschen Sex hast, die diese geschlechtlichen Merkmale aufweisen.

Auch beim Penis liegt ein Großteil im Inneren des Körpers, auch wenn man das vielleicht bislang anders vermutet hat. Ein großer Unterschied zur Vulva ist offensichtlich das Glied, das sofort sicht- und spürbar ist. Der Penis kann tatsächlich brechen, er besteht zwar nicht aus Knochen, dennoch kann das Penisgewebe einreißen, was mit großen Schmerzen verbunden ist. Der Penis, der ähnlich aufgebaut ist wie die Klitoris (ihr erinnert euch: homologe Organe), besteht aus Vorhaut, Eichel, Penisschaft und Schwellkörper. Die Hoden und Nebenhoden gehören auch dazu. Die Eichel ist mit Schleimhäuten überzogen und wird durch die bewegliche Vorhaut geschützt. Beschneidungen der Vorhaut werden aus kulturellen, religiösen und medizinischen Gründen durchgeführt, wie zum Beispiel bei einer Vorhautverengung. Auch hier gibt es Organisationen, die sich dafür einsetzen, dass Menschen nicht am Penis beschnitten werden, wenn dies nicht zwingend notwendig ist.

Der Penis hat eine längliche Form, damit er die Samenflüssigkeit in die Vagina transportieren kann. Die Spermien würden diesen langen Weg alleine nicht immer schaffen. Im Inneren des Penis verläuft die Harnröhre, durch die Urin und Sperma transportiert wird. Beide Flüssigkeiten nutzen also denselben Weg, die Harnröhre kann aber nicht Urin und Sperma gleichzeitig transportieren. Der Penisschaft und die Eichel enthalten Schwellkörper und bestehen aus schwammigem Gewebe. Dort staut sich bei sexueller Erregung Blut und nachdem sie gefüllt sind, richten sie diesen Schwellkörper auf – der Penis wird steif, wie

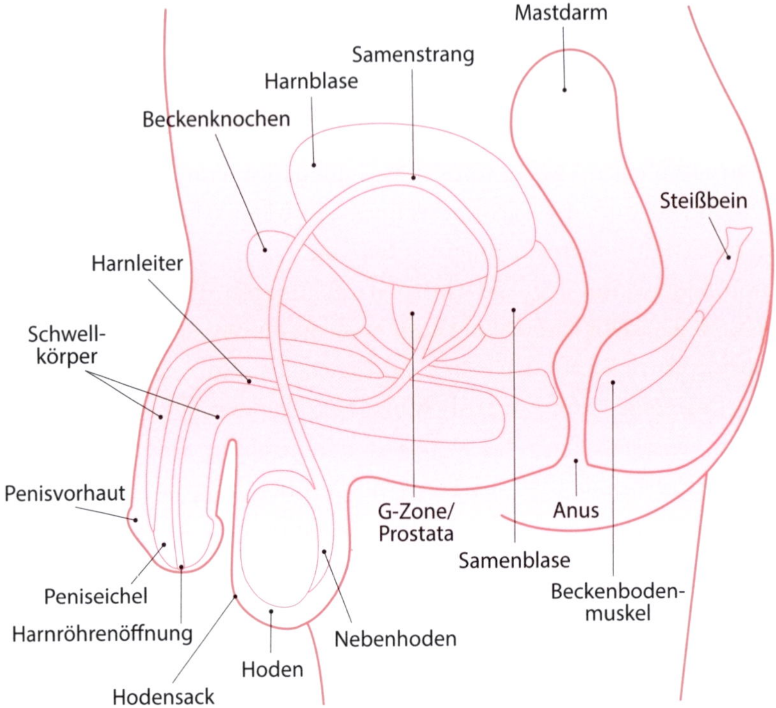

So ist der Penis aufgebaut

die Klitoris. Darüber hinaus gibt es noch ein anderes sagenumwobenes Sekret: der Lusttropfen. Dieses Sekret tritt vor der Ejakulation aus dem Penis aus. Dieses sogenannte Präejakulat dient vor allem dazu, die Harnröhre auf die Ejakulation, also den Samenerguss, vorzubereiten, und verschafft ein spermienfreundliches Milieu. In diesen Lusttropfen können sich Reste von Sperma befinden, weil sie die Samenflüssigkeit aufnehmen, die noch von vorherigen Samenergüssen in der Harnröhre vorhanden sein kann. Ebenso wie die Vaginalflüssigkeit dient der Lusttropfen als natürliches Gleitmittel.

Die Prostata kann auch bei männlich gelesenen Personen eine erogene Zone sein und wird über den Enddarm ertastet. Manche Menschen mit Penis erleben einen intensiven Orgasmus, wenn die Prostata sanft massiert wird. Auch von außen kann die Prostata erreicht werden, zum Beispiel über eine sanfte Massage des Dammes. Der Damm liegt zwischen Hoden und Anus.[54]

Berührungen am Penis können sich manchmal auch unangenehm anfühlen. Auch wenn in vielen Zeitschriften immer wieder steht, was Männer angeblich alles so toll finden müssen, kann es hilfreich sein, zu fragen, welche Berührungen sich gut anfühlen. Ein Penis kann sehr empfindsam sein. Manche mögen vielleicht keine ruckartigen oder groben Berührungen, kalte Hände oder Zähne an der Eichel. Es lohnt sich, mit Partner*innen über Berührungen zu sprechen.

SAMEN, SPERMIEN UND EJAKULATION – UND DIE WAHRHEIT ÜBER DEN SAMENSTAU

Spermien entstehen in den Samenkanälchen der Hoden und reifen in den Nebenhoden aus. Sperma ist in der Regel etwas milchig und zähflüssig und gerinnt nach der Ejakulation. Die Menge einer Ejakulation beträgt zwischen zwei und sechs Milliliter, darin enthalten sind Samenzellen (5–20 Prozent), Fruktose als Energiequelle für die Spermien (60–80 Prozent), Prostatasekret (20–30 Prozent) und Sekret aus der Umgebung der Harnröhre (circa 5 Prozent).[55] Der Samenerguss erfolgt über einen Impuls des Rückenmarks, woraufhin sich Nebenhoden, Samenleiter, Harnröhre und Beckenbodenmuskulatur mehrfach zusammenziehen. Diese Kontraktion stößt den Transport der Samen an, der durch den Hodensack zur Prostata läuft, hier kommt aus der Samenblase Samenflüssigkeit dazu. Weiter geht es dann in den Spritzkanal, dort sorgt ein Schließmuskel dafür, dass die Flüssigkeit nicht zurück in die Blase läuft. Die Menge des Ejakulats ist im echten Leben meist viel weniger als im Porno: circa ein gestrichener Teelöffel, das entspricht zwei bis sechs Milliliter (ebenso viel wie die Menge an Ausfluss, die eine Person mit Vagina täglich haben kann).[56] Eine Ejakulation ist nicht immer ein Zeichen dafür, dass ein Orgasmus stattgefunden hat oder der Sex erfüllend war. Auch Männer können eine Ejakulation haben, ohne einen Orgasmus erlebt oder Lust verspürt zu haben. Auch hier gilt: Sprecht mit euren Partner*innen über eure Gefühle.[57] Ein Orgasmus kann auch ohne Ejakulation eintreten. Das liegt daran, dass es sich um zwei verschiedene Vorgänge handelt. Es wird von einem Orgasmus mit Samenerguss gesprochen oder von einem sogenannten trockenen Orgasmus. Ein trockener Orgasmus kann zum Beispiel dann erfolgen, wenn die Samenflüssigkeit ungeplant rückwärts in die Harnblase läuft statt durch die Harnröhre. In diesem Fall wird das Sperma später über den Urin ausgeschieden. In diesem Fall sollten Ärzt*innen überprüfen, ob alles in Ordnung ist.

Kommen wir nun zum sogenannten »Samenstau«. Im Abschnitt »Die Geschichte der Lust und Sexualität« habe ich bereits über diesen Mythos gesprochen. Tatsächlich wird die Idee des »Samenstaus« leider noch viel zu häufig dafür verwendet, um den sogenannten Sexualtrieb von Männern zu rechtfertigen. Daraus lässt sich ableiten: Männer brauchen Sex, er steht ihnen sogar zu. Das ist definitiv falsch – alle Menschen können ein Leben lang keinen Sex haben, ob sie das nun glücklich oder unglücklich macht, kann nur jede*r für sich selbst entscheiden. Fakt ist: Das Ejakulat wird vom Körper abgebaut oder mit dem Urin hinausgespült, da kann sich nichts stauen. Eine Studie belegt, dass regelmäßige Ejakulationen helfen können, die Spermienqualität zu verbessern. Die Studie untersuchte allerding nur die Samenflüssigkeit von Menschen, die ohnehin Probleme bei der Zeugung hatten, somit sagt die Studie nichts über den Zustand von Spermien und Ejakulation aus.[58] Ein Spermiogramm – die Untersuchung der Spermien für die Beurteilung der Zeugungsfähigkeit – wird erst nach vier bis sechs Tagen nach sexueller Enthaltsamkeit durchgeführt, da die Spermienmenge in dieser Zeit zunimmt.[59] Was hingegen stimmt, ist, dass regelmäßige Ejakulation Prostatakrebs vorbeugen kann. Es gibt jedoch keine Studien, die zeigen, dass Menschen, die nicht regelmäßig ejakulieren, häufiger an Prostatakrebs erkranken. Dieser Mythos suggeriert, dass Männer ein Recht auf Sex haben, sie sich nicht selbst kontrollieren können und Frauen weniger Lust auf Sex haben. Natürlich ist das alles Quatsch, aber leider ist dieser Mythos sehr dominant und noch immer in vielen Köpfen verankert.[60]

PENIS, VAGINA UND VULVA NACH GESCHLECHTSANGLEICHENDEN OPERATIONEN

Geschlechtsangleichungen, auch Penektomie (Entfernung des Penis) und Vaginalplastik (chirurgische Eingriffe im Bereich der Vagina) genannt, sind irreversible Operationen, die sich auch auf die Fruchtbarkeit auswirken. Bei einer Penektomie wird der Penis zu einer Vulva und Vagina operiert, bis auf Hoden und Schwellkörper bleiben die anderen Organe erhalten. Die Neovagina wird aus dem Gewebe des Penis und der Hoden angefertigt, Haut, Nerven und Blutgefäße werden in der Regel nicht operiert. Penetrativer Sex ist nach der Operation möglich, jedoch ist Gleitgel sehr wichtig, weil das Geschlechtsorgan sehr sensibel ist und deshalb gut befeuchtet werden muss. Die Orgasmusfähigkeit ist nach der Operation gegeben. Wie der Orgasmus mit Neovagina wahrgenommen wird, ist sehr unterschiedlich, auch hier braucht jede*r – vor allem beim penetrativen Sex – etwas anderes.

Bei der Angleichung der Vagina zum Penis wird bereits vorab eine Hormonbehandlung durchgeführt, um die Klitoris anzupassen, die sich dadurch vergrößert (was für Vorteile die homologen Organe doch haben!). Beim chirurgischen Eingriff wird die Harnröhre angepasst und für den Neopenis werden Haut vom Oberarm und der Innenseite des Oberschenkels verwendet. Häufig werden hydraulische Pumpmechanismen eingesetzt sowie Hodenprothesen, das ermöglicht penetrativen Sex, wobei die sexuellen Empfindungen über die Klitoris erhalten bleiben können. Auch hier zählt aber, dass jede*r ganz unterschiedliche Empfindungen hat.[61]

Neben den optischen Veränderungen kann sich auch die Sexualität maßgeblich verändern – zum Besseren, aber auch zum Schlechteren. Nicht alleine die Genitalien sind für Lust und Erregung verantwortlich, viele Faktoren spielen eine Rolle. Es kann sein, dass nach einer Penektomie eine viel bessere Sexualität gelebt werden kann, der Verlust von Empfindungen und Erregungen kann aber auch eine Folge der Operationen sein. Nicht zu vergessen ist der Einfluss der Hormone. Die Zugabe oder der Verlust von Testosteron kann zu einem Libidoverlust führen. Im Gegenzug dazu kann das neue Genital aber dazu führen, dass mehr Lust und Erregung gespürt werden kann, da die eigenen Wünsche und Identität ausgelebt werden können. Die psychische und mentale Gesundheit kann enorm davon profitieren, wenn der Schritt einer geschlechtsangleichenden Operation gegangen wird, außerdem gibt es dafür ausgebildete Therapeut*innen und Ärzt*innen. Wichtig bleibt, sich vor Geschlechtskrankheiten zu schützen. Bei den Operationen werden die Schleimhäute erhalten, wodurch Übertragungen nach wie vor möglich sind. Außerdem können HIV und andere Krankheiten auch über Blut übertragen werden.

WIE VULVA UND VAGINA GEPFLEGT WERDEN

Um eine gute Beziehung zum Körper und den Genitalien aufzubauen, hilft es, der Vulva und Vagina die richtige Pflege und Wertschätzung entgegenzubringen. Zunächst solltest du darauf achten, keine Shampoos oder Seifen zu benutzen, da diese die natürliche Flora zerstören können und dadurch tatsächlich ein unangenehmer Geruch entstehen kann. Wenn du auf eine Seife nicht verzichten möchtest, nimm eine mit einem pH-Wert von 4 bis 4,5. Die Vagina reinigt sich von selbst, reinige also lediglich mit warmem Wasser die Innen- und Außenbereiche der Vulva. Vermeide es, den Duschstrahl auf diesen Bereich zu richten, die Vaginalflora wird dadurch gestört, was wiederum zu Pilzinfektionen, Jucken oder Ausschlägen führen kann. Bei einem Penis ist vor allem die Vorhaut sowie der Bereich im Hodensack relevant.[62] Die Haut der Vulva kannst du eincremen, wie auch den Penis, am besten sind Produkte ohne chemische Zusätze. Achte darauf, dass sich Cremes oder Öle auch mit Kondomen vertragen, wenn du danach Sex haben möchtest und mit Kondomen verhütest. Und verwende nur Gleitgel, das mit Kondomen verträglich ist.

Eine tolle Übung ist, wenn du mit einem kleinen Spiegel alles genau anschaust. Für eine genaue Anleitung dafür, was du finden kannst, nutze doch einmal die Abbildungen von Vulva und Klitoris auf den Seiten 64 und 70.

Denk daran, dass auch Tampons oder Binden einen unangenehmen Geruch begünstigen können, das liegt an den enthaltenen Pestiziden. Wenn du eine Menstruationstasse verwendest, wird dir ein Unterschied auffallen. Oraler und penetrativer Geschlechtsverkehr kann während deiner Periode stattfinden. Hier kann ein Lecktuch hilfreich sein – das ist ein Latextuch, ähnlich wie ein Kondom, das auf Vulva oder Anus gelegt werden kann. So kannst du dich beim Oralverkehr vor krankheitsauslösenden Keimen schützen. Es dient nicht zur Verhütung.

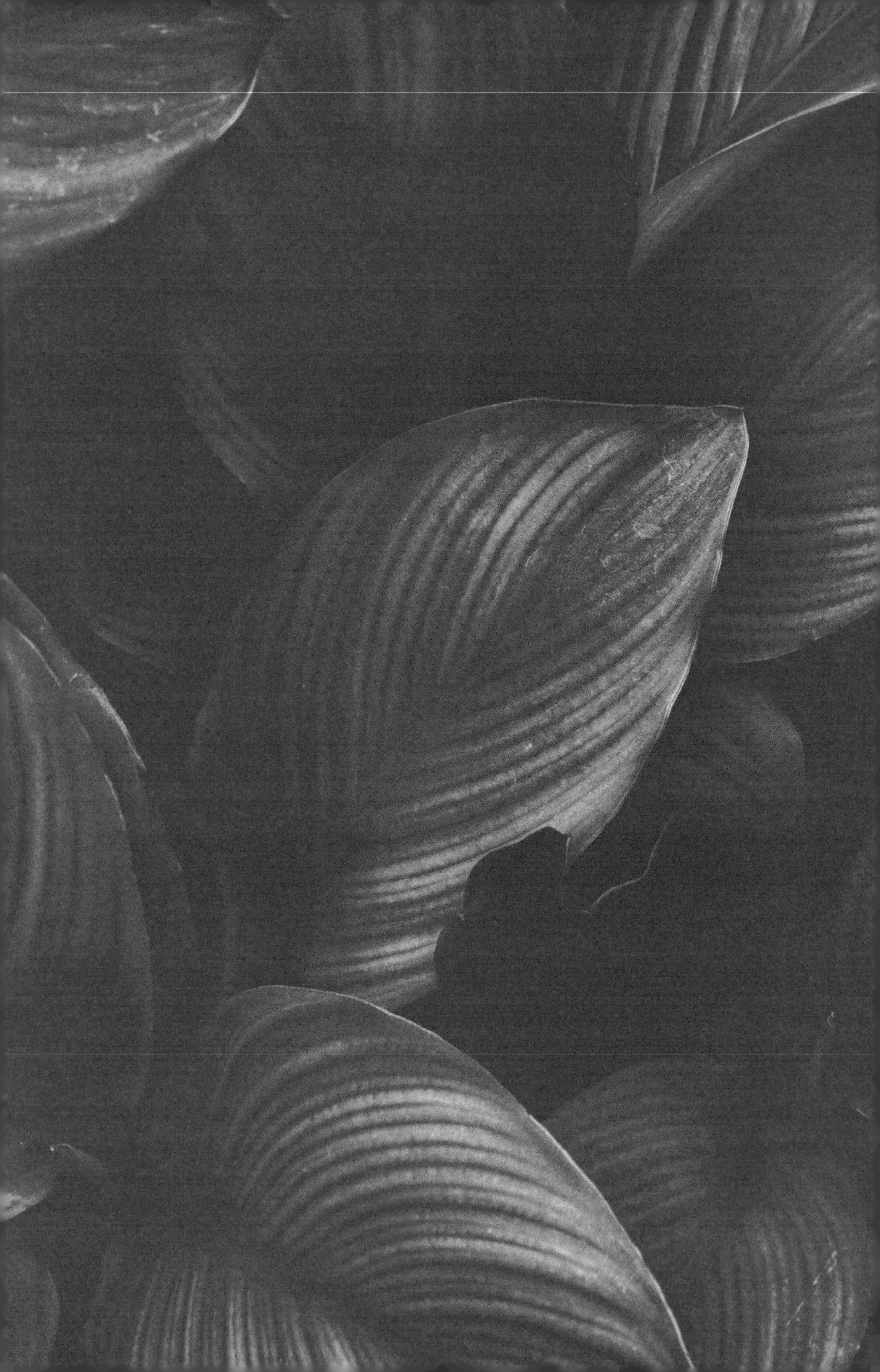

3.

WAS UNSERE LUST BEEINFLUSST

Im Kapitel über die Geschichte der weiblichen Sexualität wurde deutlich, wie schwierig es für Frauen sein kann, ihre Sexualität zu entfalten. Wenn du also Probleme hast, deine Lust zu erkunden und deine Bedürfnisse an erste Stelle zu setzen, dann liegt das nicht an dir. Du musst und kannst auch nicht das System oder die Geschlechterungerechtigkeit ändern. Was du aber tun kannst, ist, dir darüber bewusst zu werden, dass sie einen Einfluss auf dich hat. Das wird dir helfen, deine Lust zu erobern und sie selbstbewusst für dich zu leben. Vergiss nicht, dass das auf andere ausstrahlen wird. Und das wird das Wohlbefinden deines Umfeldes beeinflussen. Auch das ändert schon einiges!

DIE LIBIDO

Nachdem wir uns dem Körper gewidmet haben, wenden wir uns der Lust zu – der Libido, also dem sexuellen Verlangen, dem Begehren. Wie entsteht eigentlich Lust und welche Prozesse werden losgetreten, wenn Lust verspürt wird? Eine wichtige Funktionsweise ist zunächst mal folgende: Lust ist immer responsiv und kontextabhängig. Anders formuliert: Sexuelle Lust entsteht nicht spontan und ist von den Erfahrungen abhängig, die ein Mensch mitbringt und die ihn prägen. Lust kann sich so anfühlen, als würde sie spontan entstehen – und doch reagiert dein Organismus unbewusst auf Eindrücke und Gefühle, die wiederum von der Vergangenheit geprägt sind. Vor allem in Phasen des Verliebtseins kommt uns diese Reaktion spontan vor. Manche finden – je nach Kontext – schneller Zugang zu ihrer sexuellen Lust, andere benötigen länger oder es klappt gar nicht. Auch das hängt stark vom Kontext ab. Es kann also sein, dass eine Filmszene einen Reiz auslöst, die Genitalien reagieren und sexuelle Lust entsteht. Ebenso kann es sein, dass die Vagina feucht wird, aber keine Lust dabei entsteht. Das muss aber nicht sein, der Reiz kann sich auch verlieren. Dann ist die Lust schnell wieder abgeflaut oder Schamgefühle verhindern sie ganz. All das kann passieren, all das ist normal. Auch hier möchte ich betonen, dass es keinen Trieb gibt. Lust ist kein Trieb, triebhaftes Verhalten ist kein Naturgesetz, kein Bedürfnis, dem man ausgeliefert ist und das man zu akzeptieren hat.

Neben den äußeren Reizen und den inneren Regungen beeinflussen auch Hormone unsere Lust. Insgesamt gibt es etwa 150 Hormone, davon sind zwölf beim Sex beteiligt. Dopamin und Testosteron helfen, Erregung und Lust hervorzurufen. Beim Sex werden die Hormone Östrogen und Adrenalin ausgeschüttet. Nach dem Sex sorgen Serotonin und Endorphine für entspannte und gute Gefühle wie Freude oder Glück. Beim Sex wird auch das sogenannte Kuschelhormon Oxytocin ausgeschüttet, das dazu beiträgt, die Bindung zu anderen Menschen zu stärken. Dieses Hormon wird auch vor, während und nach einer Geburt ausgeschüttet. Es kann daher gut sein, dass du dich nach dem Sex mit einem Menschen sehr zu diesem hingezogen fühlst. Ein weiteres Hormon wird ebenfalls sowohl bei der Geburt als auch beim Sex ausgeschüttet: Prolaktin. Dieses Hormon ist für die Produktion von Brustmilch verantwortlich. Vielleicht ist dir schon mal aufgefallen, dass deine Brust beim Sex leicht anschwillt?

Die Kultur, in der wir leben, ist von großer Bedeutung für das Lustempfinden – sie kann dafür sorgen, dass es leichtfällt, oder sie kann es bremsen, das haben wir ausführlich im vorherigen Kapitel beleuchtet. In einer Gesellschaft, in der Frauen ihre Sexualität nicht frei ausleben können, fällt es schwer, Lust zu empfinden. Hinzu kommt, dass es schwer ist, in einer Gesellschaft, in der Frauen jederzeit bereit und sexuell verfügbar sein müssen, keine Lust zu empfinden. Immer häufiger habe ich in meiner Praxis Klient*innen, die von dieser Dynamik berichten. Sie sind so konditioniert, dass sie immer Lust zu empfinden haben und damit jeglichen Bezug zu ihrem Körper verlieren, weil es keine authentische Lust ist, die aus ihnen herauskommt. Genauso habe ich Klient*innen, die einfach keine Lust (mehr) empfinden. Sie können sich nicht frei machen, haben Angst, nicht genug zu sein, und spüren keinen Zugang zu ihrer sexuellen Energie. Doch wohin fließt diese Energie dann? In welchem Kontext kann sexuelle Energie und Lust gespürt und zugelassen werden? In welchem Bereich fühlt man sich besonders sicher und gut? Der Mythos rund um den Sexualtrieb führt auch dazu, dass Menschen, bei denen kein sexuelles Verlangen oder keine Lust (mehr) vorhanden ist, von sich selbst und anderen als krank oder gesund beschrieben werden. Dass sexuelles Verlangen und Lust dann manchmal ganz verschwinden, wundert mich nicht. Keinen Sex zu haben bedeutet aber nicht automatisch, ungesund zu leben. Solltest du also keine Lust auf Sex haben oder kein sexuelles Verlangen verspüren, kannst du nach den Ursachen forschen, wenn du möchtest. Du kannst dich mit deiner Vergangenheit und deinen Erfahrungen auseinandersetzen und auf Forschungsreise gehen, wenn du das willst und dich bereit fühlst. Wer sich mit seinen inneren Widerständen auseinandersetzt, wird langfristig davon profitieren und damit auch sexuelle Lust freisetzen.

DIE SCHAM

Eine krasse Lustbremse sind Schamgefühle. Doch welche Funktion hat eigentlich Scham, welche Mechanismen greifen und welche Ursachen gibt es dafür? Ist die Scham ein soziales Phänomen, etwas Erlerntes, oder ist sie etwa schon in den Genen eingeschrieben?

Scham beeinflusst unsere Lust natürlich, bereits Kinder sind ab einem individuellen Alter beschämt und möchten sich nicht mehr gemeinsam mit ihren Eltern oder im Schwimmbad umziehen. Scham ist aber nicht nur ein negatives Gefühl, es zeigt uns unsere Grenzen und schützt uns. Die Scham kann sich auf den eigenen Körper beziehen, wenn man nackt ist oder in sexuellen Handlungen, oder auf andere Menschen, wenn man über Sex spricht. Du kannst dich auch dafür schämen, dass du Sex mit anderen hast, dass du siehst, wie sich diese beim Sex bewegen oder welche Töne sie von sich geben. In der Regel ziehen sich Menschen für Sex zurück in einen intimen Raum, doch der ist nicht immer zwangsläufig ein Safe Space. Eine Klientin beschreibt es so: »Ich fühle mich beim Sex ständig beobachtet und habe das Gefühl, etwas ganz Schlimmes zu tun. Etwas Verdorbenes. Ich traue mich dann nicht, mich einfach fallen zu lassen, da ich ständig darauf achte, wie ich gucke oder was ich tue. Wenn ich mich dann doch mal fallen lasse, fühle ich mich so schuldig. Sex zu genießen, fällt mir so schwer.« Vielleicht kennst du das auch? Dass deine Scham während des Sex – mit dir selbst oder anderen – die Regie übernimmt? Versuche, diesem Gefühl bewusst nachzuspüren, wenn du nicht in einem sexuellen Rahmen agierst, und versuche all die Gefühle, die du dann spürst, zuzulassen. Denke daran, dass die Scham nicht per se negativ ist und du ruhig das Ruder in die Hand nehmen darfst. Wenn du mit Partner*innen über deine Schamgefühle sprichst, wirst du feststellen, dass es vielen auch so geht. Auch Glaubenssätze, dass man verklemmt oder prüde ist, wenn man sich schämt, darfst du aus deinen Gedanken streichen. Wenn du weißt, was du nicht willst, hast du deine Grenzen genau definiert, und das kann anderen Menschen auch Angst machen.

In meiner Praxis komme ich am häufigsten mit der anerzogenen und erlernten Scham in Kontakt – sie haben Scham von ihren Familienmitgliedern oder anderen Bezugspersonen übernommen. Aber auch die Gesellschaft kann uns Scham beibringen, die in solchen Sätzen vermittelt wird: »So viel Haut zu zeigen ist nicht gut, kann gefährlich sein.« Oder: »Das erste Mal müssen wir mit jemandem haben, den wir lieben.« Oder: »Das ist peinlich, verstecke den Tampon, die Lust oder die Nippel besser.« Diese Einflüsse von außen lassen sich häufig kaum trennen. Jede*r macht natürlich andere Erfahrungen, doch viele erleben eine Doppelmoral bezüglich Scham und Sexualität, geprägt von diesen Glaubenssätzen und moralischen Vorstellungen von »gut«, »richtig« und »falsch«.

Sehr prägend sind dabei auch die Benennungen der Genitalien. Viele geben aus Scham ihren Genitalien Kosenamen, manchmal bekommen sie aber nicht mal Namen und werden einfach nur »das da unten« oder »vorne« genannt. Häufig wird die Scham sogar mit den Sexualorganen gleichgesetzt, das erzeugt eine vermeintliche Abgrenzung zwischen Sex und Fortpflanzung. Auf den ersten Blick mag das logisch erscheinen, denn so können wir uns von unserer Sexualität distanzieren. Mit Worten wie »Schamhaare«, »Schambereich« und »Schamlippen« können wir uns noch mehr von »verbotenen« Dinge wie Sex distanzieren. Ein Enkelkind muss gezeugt werden, aber dafür ist die Fortpflanzung zuständig, nicht der versaute Sex, klar. Leider wird die Scham vielmehr mit dem weiblichen Körper in Verbindung gebracht als mit dem Penis – Männern haben zwar auch Schamhaare, aber Schamlippen und Schambereich haben sie nicht. Seltsam!

WIE DIE KINDHEIT DEINE LUST BEEINFLUSST

Kinder fassen sich automatisch an die Genitalien, sie stimulieren sich nicht aus einem sexuellen Gefühl heraus, sondern weil es sich für sie gut anfühlt. Unwohl fühlen sich dabei eigentlich nur die Erwachsenen. Allerdings gibt es auch da Unterschiede: Bei Jungs ist es meist eher lustig: »Schau mal, der fasst den Penis an – früh übt sich. Haha«. Kleinen Mädchen wird hingegen schnell beigebracht, dass sie das nicht tun sollen – das gehört sich nicht. Schon früh lernen wir, dass die Vulva nicht berührt werden, dafür aber bedeckt werden sollte. Viele meiner Klient*innen trauen sich deshalb bis heute nicht, ihre Vulva und die Vagina zu berühren. Was ich in meiner Arbeit festgestellt habe, ist, dass bereits die sexuelle Aufklärung für viele Menschen ein schlimmes Erlebnis ist. Eine Beziehung zum eigenen Körper aufzubauen, ist dann umso schwerer. Mit diesen Gedanken meiner Klient*innen werde ich konfrontiert:

1. Ich würde einerseits gerne Lust empfinden (können), bin aber blockiert.
2. Ich möchtet mich mit meinem Körper wohlfühlen, kann es aber nicht.
3. Ich fühle mich zu dick oder sogar hässlich.
4. Mein Körper ekelt mich manchmal an und ich fühle mich unattraktiv.
5. Zu meinem Genital habe ich keine Verbindung und ich finde es nicht schön.
6. Sexuelle Fantasien schrecken mich ab – ich weiß nicht, was ich gut finde.
7. Scham und Sorgen begleiten meine Sexualität.
8. Sex ist manchmal sehr peinlich für mich.
9. Beim Sex weiß ich nicht so recht, was ich machen soll.

ÜBUNG:

WAS BEEINFLUSST DEINE LUST?

Ein wichtiger Schritt ist, eigene Vorstellungen zu hinterfragen, zu verstehen und dann neu einzuordnen. Mit den folgenden Fragen kannst du dein Verhältnis zu deinem Körper und deiner Sexualität reflektieren:

1. Hast du das Gefühl, dass deine Vulva und Vagina ein Teil deines Körpers sind?

   ....

   ....

   ....

   ....

2. Magst du deine Vagina und Vulva?

....

....

....

....

3. Hast du sie schon einmal angeschaut, berührt, geschmeckt?

....

....

....

....

4. Welche Gefühle hast du bei der Vorstellung, deine Vagina zu schmecken? Was löst dieses Gefühl bei dir aus?

....

....

....

....

5. Wie fühlt sich deine Vagina an?

....

....

....

....

6. Wie geht es dir, wenn du deine Vulva berührst?

....

....

....

....

7. Welche Gedanken bezüglich deiner Vulva und Vagina beschämen dich?

....

....

....

....

8. Hast du ein Gefühl dafür, woher dein Schamgefühl kommen könnte? Wo ist dieses Gefühl verankert?

....

....

....

....

9. Wie ist deine Mutter mit ihrer Vuvla, Vagina und ihrem Körper umgegangen?

....

....

....

....

10. Spürst du deine sexuelle Lust in deiner Vulva und Vagina?

....

....

....

....

Welche Gefühle hast du, wenn du über diese Fragen nachdenkst? Ist es dir peinlich oder unangenehm? Oder wirst du vielleicht traurig oder gar wütend? Spüre einmal in dich hinein, was es mit dir macht, dich so mit deinem Genital zu verbinden.

Welche Vorstellungen über deine Vulva und Vagina und welche über Sex beeinflussen deine Lust?

....

....

....

....

Diese Fragen können einiges in dir auslösen und dich zum Nachdenken anregen. Häufig erlebe ich, dass Wut, Trauer, Scham oder Frustration die sexuelle Lust zurückhält und so auch unser Sexleben stark beeinflusst.

DER ORGASMUS

»Ich hatte noch nie einen«, platzte es aus Melli heraus. Lotti und ich sahen uns etwas verdutzt an. »Was genau meinst du?« Wir konnten Melli einfach nicht folgen. »Na *das* – den Höhepunkt!« Die Kellnerin räumte unsere leeren Teller ab. Wir saßen zu dritt in einem Restaurant und hatten uns gerade auf den neuesten Stand gebracht. Wir schwiegen alle drei, Lotti und ich konnten unser Grinsen nicht ganz unterdrücken. »Okay, von vorne«, sagte Lotti, als die Kellnerin unseren Tisch verließ. »Du meinst, du hattest bei Manu noch nie einen Orgasmus, also beim Sex?«, fragte ich Melli. Sie musterte uns und flüsterte dann leise: »Nein, noch nie – wirklich.« Lotti schien nicht genau zu wissen, was sie dazu sagen sollte. Also fragte ich Melli leise: »Hast du denn einen Höhepunkt, wenn du es dir selbst machst?« Melli verneinte. Wir waren zu diesem Zeitpunkt Mitte 20 und hatten das Gefühl, alles über Sex und unseren Körper zu wissen. Diese Szene trug sich zu, bevor ich die Klitoris in ihrer Gänze entdeckte und mich mit meinem Zyklus beschäftigte. Meinen Freundinnen ging es nicht anders. Der Orgasmus der Frau? Ein

Mysterium. Ein Erlebnis, das nicht einfach per Knopfdruck herbeigeführt werden konnte und schon gar nicht immer klappte. Zumindest vermittelten uns das die Frauenzeitschriften. Wie ein Lottogewinn, den Männer immer erhielten, Frauen eher selten. »Warum viele Frauen nicht zum Orgasmus kommen« oder »So geben Sie ihm den perfekten Blow Job« – diese Headlines prägten unsere sexuelle Entwicklung. Nun saß Melli da und hatte keine Ahnung, warum sie keinen Orgasmus hatte, geschweige denn wie er sich anfühlte.

Melli und Manuel waren zu diesem Zeitpunkt schon eine Weile ein Paar mit regelmäßigem Sex, doch sie kam einfach nicht zum Höhepunkt. Damals hatte ich noch keine therapeutische Antwort parat, die Ausbildung lag noch in weiter Zukunft, deshalb probierten es Lotti und ich mit Ratschlägen, die Melli wahrscheinlich direkt wieder vergaß. Einer davon war: »Hast du es mal mit einem Sextoy probiert?« Kein Wunder, wie hätte Melli ohne weiteres Wissen über ihren Körper damit etwas anfangen können? Das Sextoy hatte Melli sogar im Schrank liegen, trotzdem kam sie nicht. Heute – nach meiner Ausbildung und vielen Gesprächen mit Klient*innen – weiß ich, dass es nicht nur Melli so geht. Klient*innen erzählen mir, dass sie ihren Orgasmus verloren oder aber nie gefunden haben – sie stehen unter einem enormen Druck, wie Melli. Lotti und mir ging es doch auch nicht besser. Was hätten wir ihr raten können? Wir hatten selbst keine Ahnung!

Melli bohrte trotzdem weiter und wollte es von uns genau erfahren. »Wie fühlt sich so ein Orgasmus denn an?«, fragte sie uns. Lotti und ich fingen an, zu beschreiben. Es fielen folgende Wörter: anschwellend, schön, warm, ekstatisch, bombastisch und lösend. »Na ja, es fühlt sich eben für jeden anders an«, sagte ich damals schließlich, als mich Melli fragend anschaute. Heute weiß ich, dass da noch viel mehr dranhängt. Ich frage meine Klient*innen immer, was für sie das Ziel von Sex ist. Die Antwort ist meist dieselbe: der Orgasmus. Ich frage sie dann, ob es auch um Spaß und Lust gehen darf. Dieser Gedanke ist für viele meiner

Klient*innen oft verwunderlich und ja, auch schwierig, denn natürlich wollen sie Spaß und Lust empfinden, doch häufig ging es viele Jahre nie um ihre Wünsche oder ihre Lust. Es ging häufig darum, wie sie bewertet wurden, ob sie gut performt hatten und ob das Gegenüber Spaß hatte.

WAS PASSIERT BEI EINEM ORGASMUS?

Damit du besser verstehst, was bei einem Orgasmus alles passiert, möchte ich dich mit dem Reaktionszyklus von Masters und Johnson bekannt machen (siehe Abschnitt »Die Geschichte der Lust und Sexualität«, Seite 43). Doch zuvor möchte ich dir einen Einblick in unser Gehirn gewähren. Es gibt die Redewendung, dass das Gehirn unser größtes Sexualorgan ist – und da ist auch etwas dran: Unser gesamter Körper ist mit Nervenbahnen durchzogen, die mit unserem Gehirn verbunden sind. Das gilt auch für die Haut und die Genitalien, deshalb finden wir Berührungen schön, erregend oder abstoßend – alles wird im Gehirn verarbeitet und ausgewertet. Manche Stellen sind empfindlicher als andere, weil sie mit mehr Sinnesrezeptoren ausgestattet sind und somit größere Regionen in der Hirnrinde einnehmen. Lippen oder Fingerspitzen können solche Körperpartien sein. Generell können die Sinne wie Sehen, Hören, Schmecken trainiert werden, damit sie lernen, empfindlicher zu reagieren. Bereiche am Körper, die nicht so häufig berührt wurden, sind manchmal auch weniger empfindlich (du erinnerst dich bestimmt an das Taubheitsgefühl der Vagina). Um bei der Berührung der Genitalien etwas zu spüren, müssen Verbindungen zwischen der Großhirnrinde und der großen Hirnspalte gebildet werden. Das passiert über Synapsen, also Verbindungen zwischen Nervenzellen, die Informationen speichern. Na, hast du aufgepasst? Denn natürlich kann es sich, einfach ausgedrückt, neutral oder schlecht anfühlen, wenn wir Bereiche unseres Körpers nicht beachten und nie berühren – aber du kannst das trainieren. Je häufiger wir etwas tun, fühlen oder spüren, desto dicker und stabiler werden diese Nervenbahnen ausgebildet und desto häufiger integrieren wir das Geübte in unseren Alltag. Wenn du zum Beispiel jeden Tag spazieren gehst, wirst du zu Beginn Schwierigkeiten haben, diese Struktur einzuhalten, nach einiger Zeit, die Wissenschaft geht von zwei bis drei Monaten aus, wird sich diese Struktur aber festigen und gehört zu deinem Alltag. Noch mal einfacher gesagt: Je häufiger wir etwas nutzen, desto mehr Raum bekommt es im Gehirn. Und so ist das auch mit den Geschlechtsorganen, die nicht von Beginn an oder automatisch viel Raum in unserem Gehirn einnehmen. Sie müssen erst erwachen. Daher sollten Eltern ihren Kindern nicht verbieten, ihren Körper zu erkunden und zu berühren, denn diese Synapsen sind für die spätere sexuelle Entwicklung von großer Bedeutung. Wenn wir es nicht gewöhnt sind, dauert es einige Zeit, bis wir diesen Bereich aufwecken und genießen können. Stress dich also nicht und nutze deine Reise als Abenteuerwanderung und nicht als Sprintlauf.[63]

Nun aber kommen wir endlich zu Masters und Johnsons Vier-Stufen-Modell der sexuellen Reaktion! Wenn du dich damit auseinandersetzt, wirst du deinen Orgasmus besser verstehen – und vielleicht intensiver spüren können. Das wird sich wiederum auf deine Lust auswirken. Es lohnt sich also, sich mit der Wissenschaft zu beschäftigen! Wenn wir sexuell aktiv und unsere Nervenbahnen angeregt werden, kommt es meist zu einer Erregung der Genitalien. Das heißt, eine Berührung am Hals oder an den Brüsten kann dazu führen, dass Impulse an deine Vagina gesendet werden und diese sich befeuchtet. Das kann wiederum sexuelle Lust steigern. Diese Spannung, die im Körper entsteht, wurde von Masters und Johnson beobachtet und in vier Phasen eingeteilt und als Reaktionszyklus beschrieben. Die vier Phasen lauten: Erregungsphase, Plateauphase, Orgasmus, Rückbildungsphase.

Die Erregungsphase kann sehr individuell sein. In dieser Phase wird ein Reiz dazu führen, dass eine Erregung hervorgerufen wird und somit sexuelle Lust entstehen kann. Dieser Reiz kann von einer Berührung über ein Bild bis hin zu einem Gedanken alles sein. Bei manchen ist dieser Reiz sehr stark ausgeprägt, sodass es sich fast wie ein Zwang anfühlen kann, zu masturbieren. Andere benötigen stärkere Reize. Eine Erregung kann sehr plötzlich auftreten oder sich langsam aufbauen. In dieser Phase kann eine Ablenkung schnell dazu führen, dass die sexuelle Lust wieder schwindet und damit auch die Erregung. Es hängt also davon ab, wie ausgeprägt die Nervenbahn ist und der Reiz im Gehirn ankommt. Im Kapitel 5, »Solosex«, kannst du anhand von Übungen herausfinden, welche Reize dich so richtig in Fahrt bringen.[64]

Die Plateauphase ist eine Ausdehnung der Erregungsphase – ein bestimmter Zustand der Erregung ist nun erreicht. Die Herzfrequenz und der Blutdruck steigen an, Muskelanspannung ist erkennbar. In dieser Phase dehnt sich die Vagina, der Uterus stellt sich auf und befüllt sich mit Blut, die Klitoris wird immer steifer. Die Brüste können in dieser Phase praller werden und anschwellen – unglaublich, was der Körper alles so kann![65]

Während des **Orgasmus** entlädt sich die Spannung im Körper auf unterschiedliche Weise, wie zum Beispiel durch ein Zucken oder krampfartigen Abfall der Anspannung. Auch rhythmische Kontraktionen werden als häufiges Anzeichen für einen Orgasmus beschrieben, die nicht nur die Vagina und Klitoris erfassen, sondern den gesamten Körper – von Gesicht bis Anus. Die Atmung wird in dieser Phase schneller. Der Orgasmus kann durch eine Ejakulation begleitet werden, in Form von Samenflüssigkeit oder des Sekrets aus der Skene-Drüse.

Mit dem Orgasmus ist der Gipfel der Erregung erreicht, die **Rückbildungsphase** wird eingeleitet. Der Körper und die Genitalien benötigen nun einige Zeit, um sich wieder in einen Ruhezustand zu begeben. Der Blutstau in Vagina und Penis lässt nach. Der Uterus sinkt wieder, kehrt an seinen ursprünglichen Platz zurück und schrumpft wieder auf Normalgröße. Auch Brust und Brustwarzen werden wieder weicher, sie verlieren an Volumen. Die Atmung normalisiert sich.

All diese Phasen können sich jedoch je nach Erfahrung schöner oder intensiver anfühlen, je nach Kontext, in dem sie stattfinden, und manchmal macht es Spaß und manchmal nicht – die körperlichen Reaktionen können trotzdem genauso geschehen, auch ohne Lust.[66] Die Wahrnehmung des Orgasmus ist zwar individuell, doch der Mechanismus immer derselbe: Die Muskeln spannen sich an und Blut wird in die Genitalien gepumpt. Manche beschreiben eine pulsierende Vagina, die sich rhythmisch bis zum Höhepunkt bewegt, fast wie die Bezwingung eines Berggipfels. Andere wiederum fühlen eine leichte Anschwellung. Es gibt durchaus auch Menschen, die keine vaginalen Muskelkontraktionen haben. Eine Definition der amerikanischen Sexualforscherin Emily Nagoski lautet: »Der Orgasmus ist die plötzliche, unwillkürliche Lösung sexueller Spannung.«[67] Ich finde das sehr treffend formuliert, denn jede*r definiert anders, wie sich diese Lösung für sie/ihn anfühlt.

Ein sexueller Höhepunkt kann so individuell und doch jedes Mal anders sein. Menschen können ihn erleben, indem sie an den Ohrläppchen geküsst werden, durch Druck auf die Vulva oder den Penis. Der Kontext, die Personen, die Stimmung, das Gefühl – all das trägt zur persönlichen Wahrnehmung bei. Es kann sich schön, intensiv anfühlen, dann wieder schwach oder der Orgasmus entgleitet ganz. Der Höhepunkt kann sich sogar anders anfühlen, wenn man sich in einer anderen Phase des Zyklus befindet. Es hängt auch davon ab, ob Medikamente, Alkohol oder Drogen konsumiert werden. Du kannst sogar einen Orgasmus im Schlaf haben, sogar squirten oder ejakulieren. All das ist möglich und zeigt noch einmal deutlich, wie vielfältig Sex ist – und eben nicht nur durch Penetration stattfindet. Es zeigt auch, dass ein Orgasmus keine ausschließliche genitale Reaktion ist. Sex und der Orgasmus sind keiner Hierarchie untergeordnet, an deren Ende der Höhepunkt und somit eine Ejakulation stehen *muss*, auch wenn uns das leider immer wieder so erzählt oder in Pornos gezeigt wird. Ja, auch in der Schule lernen wir: Sex ist mit dem Höhepunkt zu Ende. Natürlich kann der Höhepunkt fantastisch sein, ekstatisch und weltverändernd – doch er kann sich auch manchmal gar nicht gut anfühlen, Druck erzeugen oder schlicht nicht vorhanden sein. Und diese Tatsche macht Sex nicht besser oder schlechter oder definiert dich als sexuellen Menschen. Er sagt nicht aus, ob du *gut* oder *schlecht* im Bett bist oder dein Sex *langweilig*. Sowieso sind diese Beschreibungen von Sex und Intimität nicht nur komplett falsch, sondern auch wirklich nicht mehr zeitgemäß. Niemand ist *schlecht* oder *gut* im Bett – du kannst dich aber durchaus gut oder schlecht fühlen.

WAS BEEINFLUSST DEINEN ORGASMUS?

Wie du bereits in Abschnitt »Die Klitoris« (ab Seite 68) erfahren hast, gibt es nur einen Orgasmus. Es gibt nicht den vaginalen, klitoralen, analen, Zervix- oder Brustwarzen-Orgasmus. Der Orgasmus geht immer über den Weg der Klitoris, kann aber durchaus in der Vagina, an den Brustwarzen oder ganz ohne Berührungen ausgelöst worden sein. Rund 80 bis 90 Prozent der Frauen benötigten eine direkte und äußere Stimulation der Klitoris.[68] Diese Zahlen machen es noch mal deutlich: Die Länge des Penis ist in der Regel nicht ausschlaggebend dafür, ob eine Person mit Vulva einen Orgasmus hat.

Kommen wir zurück zu Melli: Während wir also weiterspekulierten, warum sie nicht zum Höhepunkt kam, äußerte sie eine Vermutung: »Ich kann mich einfach nicht so richtig fallen lassen, also kopfmäßig. Ich fühle mich super mit Manu, ich weiß, er liebt mich so, wie ich bin, und doch ist da so eine Blockade.« Da ich Melli gut kannte, wusste ich, dass sie mit einem Vater aufwuchs, der ständig ihren Körper bewertete – zu dick, zu dünn, zu groß, zu viel. Die Männer, die folgten, wiederholten dieses Verhalten. Melli lernte immer Männer kennen, die ihr das Gefühl gaben, nicht richtig zu sein, nicht gut genug, auch beim Sex. Doch bei Manu war das anders, Melli konnte ihr Muster durchbrechen. Dennoch fällt es ihr auch heute noch – zehn Jahre nach unserem

Dreiergespräch im Restaurant, als sie *die* Frage stellte – sehr schwer, diese Gedanken und Glaubenssätze zu verändern. Eines unserer größten Lustorgane ist nun mal unser Gehirn – was du denkst, das glaubst und fühlst du. So geht es auch Melli. Sie weiß, dass Manu sie liebt, und sie weiß, dass sie bei ihm so sein kann, wie sie ist – und doch kann sie sich sexuell nur sehr schwer mit sich auseinandersetzen. Melli stellt sich in ihrem Leben häufig hintan und ja, auch beim Sex. In der Zwischenzeit hat sie eine Psychotherapie begonnen, sie kümmert sich um sich und ihr Sexleben, erkundet ihre Wünsche und Fantasien. Der Orgasmus lässt zwar noch auf sich warten, aber sie stellt sich ihrem Thema und setzt sich mit vielen inneren Widerständen auseinander. Allein das verhilft ihr schon zu einem Sexleben, das sich sehr viel besser anfühlt.

ENDLICH GESCHAFFT!

Merle hat eine ganz ähnliche Geschichte und ist eine Freundin von mir – doch sie hat ihren Orgasmus eines Tages gefunden. Merle und ich saßen im Garten und genossen die laue Sommernacht, ein Glas Wein und die Abwesenheit unserer Partner – und Merle hatte etwas zu erzählen: »Es hat geklappt, ich hatte endlich einen Orgasmus!« Merle ist 30 Jahre jung und sah mich freudestrahlend an. Ich weiß, welche Grenzen sie für ihren Orgasmus, ihre Lust und dieses Gespräch überwinden musste, und strahlte sie an. »Wie hast du es geschafft?«, fragte ich sie neugierig. »Mit meinem Satisfyer, ich schwöre dir, das war so unglaublich.« Ich grinste und wollte mehr wissen, denn wie Melli hatte auch Merle noch nie einen Orgasmus und war gerade dabei, Solosex zu entdecken. Ein Satisfyer ist ein Sextoy, der nicht mit Vibrationen, sondern mit Druckwellen arbeitet und so die Klitoris sanft stimuliert. Ein nützliches Hilfsmittel, vor allem wenn man noch nicht weiß, was einem überhaupt gefällt.

»Wann machst du es? Arbeitet Mohamed nicht von zu Hause aus?«, wollte ich wissen. Mohamed war ihr Freund, sie lebten zusammen und waren schon seit sieben Jahren in einer Beziehung. »Wenn er einen Termin hat, beim Sport ist oder einkaufen geht«, antwortete sie lächelnd. »Und hast du ihm davon erzählt?«, fragte ich sie überrascht. Merle verneinte. »Wie sagt man so was denn?«, fragte sie. Ihr war es unangenehm, mit ihrem Partner über ihre Lust und ihren Orgasmus zu sprechen. »Ich würde mir so wünschen, mit ihm darüber zu sprechen. Ihm sagen, dass es endlich geklappt hat. Beim Sex mit ihm traue ich mich aber nicht, meine Klitoris zu berühren.« Mit diesen Sorgen ist Merle nicht alleine, viele meiner Klient*innen trauen sich beim Sex nicht, ihre Bedürfnisse einzufordern. Sie haben Angst, schämen sich für ihre Lust oder davor, ihren Partner vor den Kopf zu stoßen.

»Ich fühle mich so komisch und kann dir gar nicht genau sagen, warum«, sagte Merle traurig. »Hast du denn das Gefühl, dass Mo in Sachen Sex erfahrener ist?«, fragte ich sie. »Ja, und das hat er mich auch immer ein bisschen spüren lassen«, antwortete Merle. »Und trotz seiner Erfahrung hat das mit dem Orgasmus gemeinsam noch nicht so ganz geklappt?«, fragte ich. Merle musste laut lachen. Natürlich war dieser Satz spitz formuliert, doch es zeigt, dass Mo vermutlich ebenso unsicher und vielleicht sogar überfragt war, wenn es um die Sexualität seiner Partnerin ging. »Ich glaube eigentlich, dass sich Mo voll freuen würde, wenn ich ihm sagen würde, dass ich meinen Orgasmus gefunden habe. Was mich dabei nervt, ist, dass er klare Vorstellungen hat. Ich muss Lust empfinden, meine Sexualität entdecken und Sex wollen. Er definiert mein Wollen, nicht ich. Das nervt mich.«

Während sich Merle in Rage redete, musste ich an eine Klientin denken, die in einer Sitzung etwas sehr Ähnliches sagte: Sie möchte ihrem Mann ihre Lust momentan nicht schenken. Endlich hatte sie sexuelle Lust für sich entdeckt, doch sobald sie ihrem Mann davon erzählt hätte, wäre all das kaputt. Er würde viel zu schnell direkt Sex wollen, wobei sie dafür noch gar nicht bereit gewesen wäre. Meine Klientin war wütend. Wütend auf ihren Mann, auf die Gesellschaft und auf ihre Eltern, die sie nie zu einem sorgenfreien Umgang mit ihrem Körper befähigt hatten. Nach dieser Phase der Wut arbeiteten wir daran, wie sie ihre Lust behalten und sie gleichzeitig teilen konnte und wollte, so, dass sie Spaß, Macht und Kontrolle behalten durfte. Sie schickte ihrem Mann damals Videos, die die Anatomie der Frau erklärten. Es half ihr, eine Balance herzustellen.

»Könnte es dir helfen, Mo zu erklären, wie du zum Orgasmus kommst?«, fragte ich sie also, nachdem ich über diese Klientin nachgedacht hatte. »Ja!«, sagte Merle. »Er weiß das ja gar nicht! Er denkt nur, er weiß, wie das geht. Ich wusste es aber auch lange nicht.« Merle war unsicher und doch so voller neuer Energie, sie war gewillt, ihre Lust in die Hand zu nehmen. »Weißt du, ich habe mal einen Satz gelesen: ›Jede Frau hat das Sexleben, das sie will.‹ Etwas provokant, aber irgendwie ist da auch was dran«, sagte ich, überzeugt davon, dass Merle ihren Weg finden würde.

Der psychische und physische Einfluss auf deinen Orgasmus ist enorm und zeigt, welch ein Wunderwerk dieser biologische Mechanismus ist. Es ist sogar so, dass wirklich viel passen muss, damit wir einen Orgasmus erleben und uns dabei auch gut fühlen. Der Orgasmus kann sich ganz anders anfühlen, wenn du eine Depression oder andere Merkmale aufweist, die dein Empfinden beeinflussen, wie zum Beispiel dein Zyklus, eine ADHS-Diagnostik oder ein Burn-out. Auch Verliebtsein kann dein Empfinden verändern. Traumatische Erlebnisse, die Einnahme von Antidepressiva oder anderen Medikamenten, Drogen wie Alkohol können das Lustempfinden verändern. Es kann sein, dass der Stress im Alltag oder der Druck beim Thema Sex eine Mauer zwischen dir und deiner Lust zieht. Unterschiedliche Merkmale können eben auch dazu führen, dass du ein stärkeres Lustempfinden hast, wie zum Beispiel Drogen, Medikamente oder dein Zyklus. Viele Menschen können bei Stress nicht an Sex denken oder wollen gar keinen haben. Andere wiederum nutzen Sex, um zu entspannen. Dies kann eine wichtige Information für deine Lust und deine Lust in deiner Partnerschaft sein. Gerade Solosex eignet sich dafür, denn nicht immer finden zwei Menschen zueinander, bei denen diese Verteilung gleich ist. Außerdem muss man doch nicht auf Lust und Sexualität verzichten, nur weil man keine*n Partner*in zur Hand hat! Auch in Langzeitbeziehungen kann sich die eigene Lust mit der Zeit verändern und der Sex weniger werden. Es ist nicht immer so, dass Menschen ihr Sexleben frei bestimmen können, manchmal gibt es Umstände, die dazu führen, dass du dich nicht frei oder gut fühlst. Du findest am Ende dieses Buches Adressen, die dir helfen können, falls das bei dir der Fall ist.

Stress, Frustration, Scham oder Wut sind enorme Mechanismen, die deine Lust fest im Griff haben können. Wenn du Schwierigkeiten hast, einen Orgasmus zu bekommen, kannst du deine Ziele und Bedürfnisse verändern, du kannst dich und deine Lust zur Priorität zu machen. Ich möchte an dieser Stelle noch mal den Bogen zur Geschichte der Lust und Sexualität spannen. Frauen lernen auch heute noch, dass ihre Bedürfnisse nicht an erster Stelle stehen, sie treten nicht für sich und ihre Lust ein. Es gehört sich nicht, egoistisch zu sein – so der Tenor, richtig? Doch beim Sex geht es eben auch darum, die eigene Lust zu spüren und sie, unabhängig von anderen Menschen, zu (er)leben, und manchmal auch darum, sie einzufordern. Vielleicht erinnerst du dich an den Unterschied zwischen Sex und Sexualität? Wir sind in erster Linie selbst in der Position, unsere Sexualität zu befriedigen, und Sex ist etwas, was wir mit der Zeit erlernen, um dieses Bedürfnis zu stillen. Dafür müssen viele Menschen ihre Scham überwinden, ihre Angst, nicht gut genug zu sein oder nicht gut genug auszusehen.

Es ist möglich, dass du lernen kannst, erregt zu sein und deinen Ablauf von Erregung und Solosex so zu verändern, dass es sich gut anfühlt. In der Therapie spricht man dann häufig davon, dass Menschen einen unterschiedlichen Erregungsmodus haben. Einer ist zum Beispiel, dass du es gut findest, dich bis zum Orgasmus stark anzuspannen, ganz steif wirst und nur deine Hände sich bewegen. Es gibt den Begriff »sexuelles Lernen«: Darunter versteht man, dass man alles, was man über seinen Sex gelernt hat, auch wieder verändern und sich jederzeit neu entdecken kann.[69] Wir alle lernen im Laufe unseres Lebens, häufig im Jugendalter, was Sex ist. Deshalb gehen wir nun gleich zu einer Übung über, damit du mit dem »sexuellen Lernen« direkt starten kannst.

ÜBUNG:

DER ORGASMUS

Um Lust und Erregung zu spüren, sollten die Atmosphäre und die Rahmenbedingungen für dich optimal sein. Achte also darauf, dass du dich wohlfühlst. Versuche, potenzielle Störfaktoren wie Telefonanrufe oder plötzliche Besucher*innen zu beseitigen. Schaffe dir einen Raum, der dir guttut und in dem du ungestört bist. Lust und Erregung benötigen ebenso Zeit, Ruhe und Entspannung. Vulva und Vagina können durchaus 45 Minuten benötigen, um erregt zu werden, es kann auch ganz schnell gehen. Gib dir diese Zeit, ohne dich dafür schlecht zu fühlen. Es ist nicht unüblich, dass du beim Solosex viel schneller erregt wirst als mit Partner*innen. Ein Grund dafür kann sein, dass du dir und deiner Lust und deiner Erregung keinen Raum eingestehst, dass du dich vielleicht sogar schämst, Raum einzunehmen. Vielleicht denkst du, dass es zu lange für die andere Person dauert, wenn du nicht kommst, das macht Druck und lenkt von deiner Lust ab.

1. **Frage dich:** Wann hast du Solosex? Hast du Solosex, um zu entspannen oder wenn du bereits entspannt bist? Spürst du einen Unterschied in deiner Erregung? In welcher Stimmung bist du und wie viel Zeit und Raum gibst du dir?

   Wenn du das Gefühl hast, dass du schnell zum Orgasmus kommst – à la kaum berührt und schon am Ende –, versuche, dir mehr Raum und Zeit dafür zu geben. Nimm dir einen Abend Zeit, nur für dich und deine Lust. Genieße ein Bad oder eine lange Dusche, berühre deinen Körper, spüre ihn und gib dir Raum. Es kann sein, dass dies eine unangenehme Vorstellung für dich ist – Zeit und Raum nur für deine Lust. Es kann sein, dass du dich dafür schämst. Kannst du begreifen, warum das so ist? Notiere dir diese Gedanken und überprüfe, was daran wirklich wahr ist oder was davon Vorstellungen oder Mythen sein könnten.

   Denke daran: Du darfst neugierig sein und dich von Schuld und Scham befreien. Versuche, deine unsichtbaren Beobachter*innen und deine negativen Glaubenssätze abzulegen. Leichter gesagt als getan, ich weiß. In Abschnitt »Glaubenssätze und Gedanken« ab Seite 134 wirst du mehr darüber erfahren. Lerne deinen Körper kennen und betrachte es als Experiment: Wie reagiert dein Körper auf neue Berührungen?

2. **Beobachte deinen Körper beim Solosex:** Wie machst du es ganz konkret? Ist dein Körper, deine Hand, sind deine Muskeln angespannt? Oder bist du ganz locker und weich? Versuche nun, genau das Gegenteil davon zu machen: Bist du normalerweise angespannt? Dann versuche, deinen Körper zu bewegen und deine Hüfte und Becken zu kreisen. Es ist nicht schlimm, wenn du wieder zur Anspannung zurückkehrst, mache es dir bewusst und gehe erneut in die Entspannung.

Wie berührst du dich – mit deiner Hand oder mit Toys? Überlege, welche Berührungen dich schnell erregen und welche automatisch entstehen. Welche Stimulation mögen deine Klitoris, Vulva oder Vagina gerne? Gibt es auch andere Bereiche deines Körpers, die während des Solosex eine Rolle spielen, wie beispielsweise Brüste, Po oder Anus?

3. **Ändere deine Routine**: Bei welchen Berührungen bist du schnell erregt und hast du vielleicht sogar schon einen Orgasmus? Versuche nun, dich anders zu berühren. Du kannst dich zum Beispiel mit deiner Hand, die du mit Gleitgel eingecremt hast, oder mit einer Feder nur ganz sanft berühren. Meist lernen wir Solosex in der Kindheit oder Jugend autodidaktisch, du kannst gerne etwas Neues ausprobieren! Um deiner Erregung mehr Raum zu geben, kannst du auch mit der Stopp-Methode arbeiten: Immer dann, wenn du das Gefühl hast, kurz vor deinem Orgasmus zu stehen, kannst du stoppen. Du kannst so deine Lust ausdehnen und pausieren. Mach dann weiter, wenn du wieder bereit bist. Doch sei bitte sorgfältig, denn sobald ein größerer Raum entsteht, haben auch negative Gedanken mehr Platz. Wenn Solosex für dich eine schnelle Sache ist und du dich damit wohlfühlst, ist das total okay, du musst auch nichts daran ändern.

   Beobachte deinen Körper und schaue, wo die Anspannung sitzt. Ist dein Kiefer verspannt? Dann lohnt es sich, neben deinem Becken, auch deinem Rücken, Nacken und auch deinem Kiefer mehr Aufmerksamkeit zu schenken. Durch die Entspannung deines Kiefers kannst du auch Verspannungen im Beckenboden lösen, da beide Körperteile eng durch Faszien und Nervenbahnen miteinander verbunden sind. Du kannst direkt beginnen und deine Kiefergelenke massieren. Prüfe, wo du mit deinen Gedanken bist. Bist du mit deinen Gedanken bei dir, deinem Körper und deiner Lust? Oder denkst du über andere Sachen nach? Vielleicht sogar darüber, was andere nun von dir denken würden, wenn sie dich sehen könnten?

4. **Begib dich nun an einen anderen Ort**: zu deinen Gedanken. Überlege, wo du dich fallen lassen kannst. Für viele Menschen ist das zum Beispiel, wenn sie vom Wasser getragen werden und sich fast wie in einem Schwebezustand befinden. Kennst du das? Dann nutze dieses Gefühl für dich! Du kannst es im Hallenbad sogar üben. Lass dich treiben und spüre nach, wie es dir dabei geht. Nun darfst du dich im Alltag immer wieder an dieses Gefühl erinnern.

   Dieses Gefühl darf dir dabei helfen, dich wohl- und sicher zu fühlen, deine Gedanken loszulassen und dich auf das Hier und Jetzt zu konzentrieren. Das kannst du beim Solosex nutzen. Genieße deine Berührungen und gebe dich deiner Lust und Erregung hin, akzeptiere dein Verlangen und lass sexuelle Fantasien zu. Wenn du mehr darüber reflektieren möchtest, kannst du deine Fortschritte und Gedanken in einem Solosex-Tagebuch festhalten.

5. **Erstelle dir eine Liste mit deinen Fantasien**. Unsere sexuellen Fantasien können uns unterstützen. Welche Fantasien erregen dich sofort, welche Gedanken stoppen deine Lust?

   Wenn du dich damit wohlfühlst und deine Erregung nicht abhängig von anderen Reizen ist, kannst du das ausprobieren. Notiere, welche Fantasien und Reize dir gefallen. Wir werden diese im späteren Verlauf noch genauer anschauen.

6. **Fokussiere dich auf deine Atmung.** Du kannst das jetzt gleich machen, während du das liest. Lass den Atem fließen, verändere nichts daran, egal ob über die Nase oder den Mund. Und nun überlege, wie du atmest. Ist dein Atem flach, tief? Atmest du in deinen Brustkorb oder deinen Bauch? Nun versuche, tief in deinen Brustkorb zu atmen. Spüre, wie sich deine Brust wölbt und senkt. Atme tief durch deinen Mund aus. Nun atme in deinen Bauch, danach in deinen Unterbauch, in dein Becken und abschließend in deine Vagina. Spürst du einen Unterschied? Wiederhole im Alltag diese Übung sooft du möchtest und beobachte, wie du während des Solosex oder Sex mit anderen Menschen deine Atmung einsetzt oder gar unterdrückst. Versuche, ihr ganz bewusst Raum zu geben.

   Die Atmung ist ein wichtiger Faktor, der oft vergessen wird. Auch diese ist stark mit deinem Beckenboden und Kiefer verbunden (siehe Abschnitt »Atmung und Lust«, ab Seite 139). Sexualität benötigt beides – Anspannung und Entspannung, manchmal halten wir unseren Atem an, manchmal stöhnen wir. Manchmal unterdrücken wir sogar Töne, weil es uns unangenehm ist, und manchmal denken wir, wir müssten stöhnen, weil wir es so gelernt haben.

7. **Wie fühlst du dich gut?** Beim Solosex kannst du zum Beispiel dafür sorgen, dass deine Bettdecke schützend auf dir liegen darf oder nicht auf dir liegt. Erschaffe dir einen Raum, in dem du dich wohlfühlst.

   Gerade beim Solosex sind die Gedanken und Berührungen eng mit Gefühlen, Erfahrungen und Erlebnissen verknüpft. Was kann dir helfen, wenn du ein traumatisches Erlebnis hattest oder sexualisierte Gewalt erleben musstest? Zunächst ist wichtig, dass dir bewusst ist, dass du trotzdem wieder Lust empfinden darfst und deine Sexualität leben kannst. Du darfst dich sexy fühlen und deine Sinnlichkeit genießen. Dabei kann dir jederzeit auch ein*e Sexualtherapeut*in helfen. Es kann leider vorkommen, dass sich deine Fantasien mit Erfahrungen mischen, was ein schlechtes Gefühl erzeugen kann. Mir ist wichtig, dass du weißt, dass das vollkommen normal ist und nichts darüber aussagt, was du dir wünschst oder was du möchtest. Es ist nicht deine Schuld und es definiert nicht deinen Sex, deine Lust oder dich als Person.

8. **Notiere dir deine Erkenntnisse** aus diesen Übungen und schaue sie dir häufiger an. Wiederhole die Übungen und beobachte, wie sie sich mit der Zeit verändern.

   Was hast du aus diesen Übungen für deine Lust und deinen Sex gelernt? Bitte erinnere dich daran, dass es kein »falsch« oder »richtig« oder gar »gut« oder »schlecht« im Bett gibt, es gibt aber durchaus gute und schlechte Gefühle, die dich und deine Grenzen leiten können. Achte auf dich und deine Wünsche, tue nichts, womit du dich nicht wohlfühlst, traue dich, neugierig zu sein und für dich und deine Lust einzustehen.

ZYKLUS UND LUST

Die Menstruation wird noch immer als lästig, unangenehm oder sogar als beschämend wahrgenommen. Sex während der Menstruation? Eklig. Kinder kennen diesen Reflex noch gar nicht, sie lernen es durch die Reaktionen der Erwachsenen. Wir lernen also meist recht früh, dass der Körper einer weiblich gelesenen Person vieles sein kann: schön, sexy, gesund, dick, hässlich und oft auch eklig. Die Menstruation ist sehr wichtig für unser Körpergefühl und unsere Sexualität. Wie viele Menschen wohl gerade in diesem Moment menstruieren? Die Menstruation ist so prägend, dass das Leben – auch das Sexleben – stark von ihr beeinflusst wird. Unser Zyklus beeinflusst aber auch unsere Lust.

Im Verlauf des Menstruationszyklus verändern sich die Hormone und somit Stimmung, Körpergefühl und natürlich auch die Lust. Bei einer hormonellen Verhütung sind diese Veränderungen in der Regel weniger stark bis gar nicht ausgeprägt. Das liegt daran, dass die Antibabypille den Eisprung unterdrückt. Vielleicht hast du auch schon einmal gehört, dass viele nach dem Absetzen wieder neue Lust entdeckt haben.

Ein neuer Zyklus beginnt am ersten Tag deiner Menstruation und endet am letzten vor deiner neuen Blutung. Wir sprechen von Zyklus, da sich dieser Vorgang in der Regel wiederholt. Wiederholen kann sich dein Zyklus natürlich auch dann, wenn du alle 45 Tage einen Eisprung hast – ein Zyklus muss nicht immer 28 Tage dauern, wie man oft liest. Es ist normal und nicht automatisch ungesund, wenn der Zyklus unregelmäßig wird. Das kann eine Reaktion auf Stress, Angst oder Depressionen, aber auch auf Medikamente, Alkohol oder andere Gegebenheiten sein. Der Zyklus wird in vier Phasen eingeteilt, deshalb wird hin und wieder die Parallele zu den vier Jahreszeiten gezogen. Das heißt aber nicht, dass alle den gleichen Zyklus haben. Sprich am besten mit deinem/deiner Gynäkolog*in darüber, wenn dir etwas auffällt. Es kann hilfreich sein, wenn du deinen Zyklus dokumentierst, um deinen Körper und deine Lust kennenzulernen. Du kannst zum Beispiel ein Zyklustagebuch schreiben, in dem du deine Stimmung und Veränderungen beschreibst. Zusätzlich kannst du Apps oder elektronische Hilfsmittel verwenden. Diese Zyklustracker helfen dir, zu erkennen, wann du fruchtbar bist. Im Anhang findest du weitere Anregungen.

1. PHASE: DIE MENSTRUATION

Diese Phase dauert in der Regel drei bis sieben Tage. Die Hormone fahren herunter, was zur Folge haben kann, dass man sich zurückziehen möchte und Ruhe sucht. Du kannst diese Zeit nutzen, um zu reflektieren, Spaziergänge zu machen oder ein langes Bad zu nehmen. Die Kommunikation der rechten mit der linken Gehirnhälfte ist in dieser Phase besonders ausgeprägt, deshalb stehen in dieser Phase Grübeln, Analysieren und Hinterfragen von Beziehungen oder Entscheidungen häufig im Mittelpunkt. Sei dir dessen bewusst und nutze diese starke Phase der Intuition für dich. Du musst aber nicht alle Entscheidungen hinterfragen.

Die Hormone Progesteron und Prostaglandin sind für Periodenschmerzen, Krämpfe, Müdigkeit und Durchfall verantwortlich. Das Prostaglandin hilft dem Uterus, überflüssige Schleimhaut abzutransportieren, es werden die Signale *Abstoßen* und *Pressen* gesendet. Das Progesteron sorgt hingegen dafür, dass die Schleimhaut fester und dadurch sicherer wird, damit sich ein Embryo einnisten könnte. Daher können Verstopfungen auftreten, denn diese Signale werden nicht ausschließlich vom Uterus empfangen. Mit Einsetzen der Blutung fällt der Progesteronwert jedoch schlagartig ab, dadurch lässt die Anspannung des Uterus und des Magen-Darm-Traktes nach und es kann dann zu Durchfall kommen. In Verbindung mit diesen körperlichen und hormonellen Reaktionen haben Menstruierende häufig mehr Appetit. Appetit ist nichts Schlechtes, denn dein Körper benötigt Energie. Wenn du möchtest, kannst du auf eine magnesiumreiche Ernährung achten, die Schmerzen vorbeugen kann. Dies ist zum Beispiel in Nüssen oder Hülsenfrüchten besonders reich enthalten. Ebenso kannst du eisen- und zinkreiche Nahrungsmittel essen, um den Blutverlust auszugleichen. Dafür kannst du zum Beispiel Erbsen, Bohnen oder Linsen deinem Speiseplan hinzufügen.

Und was macht die Lust in dieser Zeit? Die ist individuell verteilt und sicherlich auch nicht in jedem Zyklus gleichermaßen vorhanden.

Es kann vorkommen, dass du in manchen Zyklen absolut keine sexuelle Lust verspürst und in anderen dein Verlangen stark ausgeprägt ist. Dennoch haben die Hormone Auswirkungen: Mit der ersten Blutung fallen alle Hormone in ein Tief, doch vor allem das Progesteron hat eine libidohemmende Wirkung. Viele empfinden deshalb in dieser Zeit gerade Solosex als schmerzlindernd und nutzen es, um sich und ihren Körper zu spüren. Auch für Menschen, deren Vagina eher weniger feucht ist, kann die Phase der Menstruation zusätzlich Lust bereiten, da sich eine automatische Feuchtigkeit durch die Menstruation einstellt, auch wenn das Progesteron vor der ersten Blutung eher für Trockenheit sorgen kann. Durch die leichte Erhöhung von Testosteron kann ebenfalls mehr Verlangen nach körperlicher Nähe oder Sex vorhanden sein.

Ihr seht schon – alles ist möglich und verschiedene Gefühle rund um die Menstruation sind mehr als normal. Die Stimmung kann sich schlagartig ändern. Manche haben viel Lust, andere gar keine. Du kannst also Sex haben, Solosex oder dich zurückziehen – achte darauf, was dir guttut. Denke daran, dass du je nach Zykluslänge auch während deiner Menstruation schwanger werden kannst und Verhütung in Bezug auf Geschlechtskrankheiten natürlich auch während der Menstruation eine Rolle spielt, vor allem, wenn Menstruationsblut in Kontakt mit Schleimhäuten deiner Partner*innen kommt und Körperflüssigkeiten ausgetauscht werden. Empfindest du Sex also als schmerzlindernd und krampflösend, ist es genau das Richtige für dich. Möchtest du dich während deiner Menstruation lieber zurückziehen, solltest du genau das tun.

Einen Mythos, den ich im Zusammenhang mit der Menstruation immer wieder höre, ist der der Reinigung. Die Menstruation ist nichts anderes als ein reines Ausscheidungsprodukt, da die Schleimhaut, die zuvor im Uterus aufgebaut wurde, nun nicht mehr benötigt wird. Es fand keine Befruchtung statt. Es ist aber falsch, dass sich der Uterus oder der Körper dadurch selbst reinigt – das führt nur dazu, dass die Menstruation etwas Unreines bleibt. Menstruierende haben oft keinen Sex mit ihren Partner*innen. In manchen Kulturen oder Religionsgemeinschaften werden Menstruierende in dieser Zeit von alltäglichen Ritualen ausgeschlossen und dürfen dann zum Beispiel kein Essen vorbereiten oder müssen außerhalb des Hauses nächtigen.[70]

Es kann sein, dass du nun all das liest und dich bei keiner Beschreibung so richtig wiederfindest – zum Beispiel, weil du die Menstruation eher weniger wahrnimmst und immer Lust auf Sex hast oder nie Lust verspürst. Dies kann mehrere Gründe haben. Es kann zum Beispiel sein, dass du hormonell verhütest und somit deine Hormonregelung stillgelegt wurde. Es kann auch sein, dass du durch psychische Faktoren weniger spürst oder durch andere Ereignisse in deinem Leben weniger oder mehr Verlangen nach Sex hast.

2. PHASE: FOLLIKELPHASE

Nach der Menstruation steigen die Hormone wieder langsam an, manchmal sogar schlagartig, sodass sexuelles Verlangen bereits am ersten Tag nach der Blutung plötzlich wieder vorhanden sein kann. Diese Phase deines Zyklus findet in der Regel zwischen den Tagen 6 und 12 statt, in denen du auch weniger Müdigkeit und Appetit verspürst. Der Anstieg von Östrogen in dieser Phase kann Kreativität steigern. Viele Menstruierende sind fokussiert, motiviert und suchen wieder die Verbindung zu anderen Menschen. Auch der Wunsch nach Nähe und Intimität steigt an. Viele Menstruierende spüren ihren Eisprung durch ein Ziehen im Unterleib, ähnlich dem der Menstruation. Dieser Schmerz tritt in der Regel während des Eisprungs auf und kann zwei Tage davor beginnen. Außerdem gibt es den sogenannten Mittelschmerz, den manche Menstruierende zwischen Menstruation und Eisprung spüren können. Während der Follikelphase kannst du deinen Körper mit Lebensmitteln versorgen, die deine Darmgesundheit fördern, denn auch diese wird nun wiederaufgebaut. Probiotika und Präbiotika können unterstützend wirken, wie zum Beispiel Sojaprodukte, Sprossen oder Gemüse.

Deine Stimmung und Energie können sich durchaus stark verändern. Durch das Östrogen werden Vagina und Vulva wieder feuchter. Die Grübeleien und Zweifel, vielleicht auch gegenüber den Partner*innen, können sich in Luft auflösen (und wir fragen uns vielleicht, worüber wir vor ein paar Tagen noch intensiv nachgedacht haben). Der Anstieg von Testosteron sorgt für den Anstieg sexueller Lust, dadurch können vermehrt Sexträume auftauchen, die meist kurz vor dem Eisprung ihren Höhepunkt haben können. Viele meiner Klient*innen und Freund*innen träumen in dieser Phase von anderen Menschen, die nicht ihre Partner*innen sind, was sie sehr verwundert. Das ist total normal, denn in der Zeit rund um den Eisprung sind wir auf Sex fokussiert. Die Follikelphase ist deshalb eine Phase, in der wir gerne Neues ausprobieren – auch sexuell. Du kannst diese Zyklusphase also für dich und deinen Sex nutzen, wenn du möchtest. Besonders wichtig bleibt aber, dass wir uns sicher fühlen und unsere Grenzen somit gut definieren können.

Wichtig ist, dass diese Prozesse ganz unabhängig davon sind, ob du einen Kinderwunsch hast oder nicht. Nur weil dein Körper rund um deinen Eisprung Lust auf Sex hat, bedeutet das nicht, dass du Kinder haben willst. Vielleicht erinnerst du dich auch an den Mythos rund um den Mutterinstinkt? Daher hier noch einmal ein wichtiger Hinweis: Ob du Kinder möchtest oder nicht, hängt nicht davon ab, ob du einen Eisprung hast oder ob du während des Eisprungs Lust auf Sex hast. Es ist auch egal, ob du einen Uterus hast oder nicht oder einen Penis oder eine Vagina. Die Hormone können während eines Eisprungs dafür sorgen, dass du Lust auf Sex hast. Die Lust auf ein Kind hingegen setzt sich aus sehr vielen Faktoren zusammen und ist vor allem individuell. Nur du entscheidest darüber, was du möchtest, und um ein Kind zu lieben und Mutter, Vater oder Lieblingsmensch zu sein, brauchst du nicht schwanger zu werden.

3. PHASE: EISPRUNG

Ab etwa Tag 12 folgt die Phase des Eisprungs und die Hormone erreichen ihr Hoch. Östrogen sorgt für viel Selbstsicherheit, viele Menstruierende fühlen sich in dieser Phase besonders schön, sexy und wohl in ihrem Körper. Dein Energielevel könnte sich nun ebenfalls auf dem Höhepunkt befinden, was du für deine persönlichen und beruflichen Ziele gut nutzen kannst. Ich persönlich verfolge in der Zeit vor und rund um den Eisprung gerne wichtige Projekte – wie beispielsweise das Verfassen dieses Buches. Du kannst dir wichtige Termine also in diese Zeit legen. Dein Appetit ist in dieser Phase am Tiefpunkt. Unterstützen kannst du deinen Körper durch gesunde Fette und Rohkost.

Und was passiert mit der Lust? Du kannst es dir vermutlich schon denken: Auch das Testosteron ist nun am Peak und sorgt dafür, dass deine Libido am stärksten während deines Zyklus ausgeprägt ist. Östrogen sorgt für die Befeuchtung der Vulva und Vagina, der Weißfluss bietet zusätzliche Feuchtigkeit. Ausfluss kann auch während des gesamten Zyklus produziert werden, jedoch ist die Konsistenz bei allen unterschiedlich stark ausgeprägt und ändert sich, je nachdem, ob gerade Spermien herumgetragen werden müssen. Dein Ausfluss kann immer sichtbar sein, zum Beispiel in der Unterhose, bei anderen wiederum nur während des Eisprungs. Du kannst ihn fühlen. Während deines Eisprungs erhöht sich auch die Körpertemperatur, weshalb viele Menschen nach der sogenannten NFP-Methode (Natürliche-Familien-Planung) verhüten. So kannst du anhand der milchigen Konsistenz deines Ausflusses und deiner Körpertemperatur erkennen, in welcher Phase deines Zyklus du dich befindest und ob du fruchtbar bist.

Für deinen Solosex kannst du diese Phase nutzen, um deinen Körper zu erkunden und Neues auszusprobieren. Vielleicht ein neues Toy oder mehr Gefühle zuzulassen. Anregungen findest du im Kapitel 5, »Solosex« (ab Seite 165). Als Paar könnt ihr diese Phase dafür nutzen, Neues auszuprobieren, aktiv zu sein und euch (ganz neu) kennenzulernen. Dies kann ein neues Gefühl von Verbundenheit und somit auch sexuelle Lust steigern. Ich empfehle hierfür Kommunikationsspiele oder Übungen. Im Kapitel »6. Sex mit anderen Menschen« (ab Seite 213) findest du ein paar Ideen.

4. PHASE: LUTEALPHASE

Nach der Hochphase nehmen die Hormone Östrogen und Testosteron in der Lutealphase wieder ab und das Hormon Progesteron dominiert nun wieder. Diese Phase findet meist zwischen Tag 19 und Tag 28 statt. Das Immunsystem fährt leicht runter damit – falls sich ein Embryo eingenistet hat – der Körper seine Energie darauf fokussieren kann und dieser nicht abgestoßen wird. In dieser Phase können wir tatsächlich schneller krank werden und wir kommen wieder in eine Phase der Entspannung und Ruhe. Die Zeit des Rückzuges wird eingeläutet. In dieser Phase leiden viele Menstruierende am prämenstruellen Syndrom (PMS). Hier können starke körperliche und emotionale Beschwerden auftreten, wie zum Beispiel Stimmungsschwanken, Rücken- und Unterleibsschmerzen und depressive Verstimmungen. Die Phase tritt meist vier bis zehn Tage vor der Menstruation ein und endet mit der Periode und dem neuen Zyklus.

Das fehlende Östrogen sorgt für diese Unsicherheit und du kannst dem entgegenwirken, indem du dir dessen bewusst bist und mit deinem Umfeld oder deinen Partner*innen offen darüber sprichst. Deine Heißhungerattacken kannst du zum Beispiel durch gute Kohlenhydrate wie Kartoffeln lindern sowie durch ballaststoffreiches Obst mit Vitamin C, wie beispielsweise Orangen.

Die verminderte Feuchtigkeit der Vagina und das abfallende Testosteron können dazu führen, dass Lust nachlässt. Es kann sein, dass du in dieser Phase immer weniger Lust auf Sex und Solosex hast. Es kann aber auch sein, dass du mit Solosex deinen Körper erkundest, deine Reflexion damit unterstützt oder dir ein paar Glückshormone verpasst.

BEDÜRFNISSE UND LUST

Die Vorstellung, welches Bedürfnis wir hinter der Lust vermuten, ist häufig auch das, was uns blockiert. Es kann sein, dass du über dich denkst, dass du sexuell total aufgeschlossen und experimentierfreudig bist. In dem Moment aber realisierst du, was du gerade tust – und eine Blockade kann auftreten. Es kann sein, dass du vielleicht dein Bedürfnis nach Nähe ignorierst und stattdessen etwas »geliefert« hast, von dem du denkst, was dir gefallen sollte.

Ich möchte dir ein Beispiel geben: Viele Menschen schauen Pornos, um im Anschluss die Stellungen nachzuturnen. Es kann eine Bereicherung sein, Neues auszuprobieren, keine Frage. Viele tun das aber, weil sie nicht langweilig oder prüde wirken wollen. Wer so Sex hat, schafft häufiger Distanz statt Nähe. Das passiert auch beim Solosex: Menschen haben ein ganzes Arsenal an Toys, zwingen sich fast schon zum Solosex, um als sexuell aufgeschlossen zu gelten. Diese Verhaltensweisen werden von Botschaften gefüttert: »Sei sexuell interessant, ein bisschen verrückt und offen für Experimente. Habe Lust an der Lust.«

Wer auf diese Art Sex hat, muss wiederum sich selbst und/oder der anderen Person nicht näherkommen. Diese Distanz führt dazu, dass man den eigenen Körper nicht spüren kann und auch gar nicht muss. Intimität, die entstehen könnte, birgt die Gefahr, gesehen zu werden. Was, wenn ich mich so sehe, wie ich wirklich bin? Wenn die andere Person mich so sieht, wie ich wirklich bin?

Um aus diesem Teufelskreis herauszukommen, kann Slow Sex helfen. Wer sich darauf einlässt, wird erfahren, wie die Distanz wegbricht. Häufig spüren Menschen Angst, manchmal sogar eine Panik, wenn sie sich oder einer anderen Person plötzlich sehr nahe sind. Slow Sex ist eine Methode, deren Kern das bewusste Genießen, Wahrnehmen und Spüren ist. Und wie der Name schon sagt: Es geht um Langsamkeit. Es geht gar nicht darum, besondere Stellungen auszuprobieren, möglichst viele Toys einzusetzen oder sich dem Tantra-Sex hinzugeben. Du machst alles wie immer, mit dem großen Unterschied, dass du dich selbst zeigst und annimmst, so wie du bist. Slow Sex kann für viele eine Bereicherung sein. Falls du das in einer Partnerschaft ausprobieren möchtest, ist es wichtig, dass ihr kommuniziert und euch sagt, was ihr möchtet und was es mit euch macht. Sollte dir das alleine schwerfallen, kannst du dir auch dann Hilfe bei einem/einer Sexualtherapeut*in holen. Mit Slow Sex kannst du üben, deine Bedürfnisse besser kennenzulernen. Die sind ein wichtiges Puzzleteil in Bezug auf unsere Lust.

ÜBUNG:

SELBSTLIEBE, KÖRPERWAHRNEHMUNG, KÖRPERBILD UND LUST – DEINE GLAUBENSSÄTZE

Woher kommen deine Botschaften, woher deine Glaubenssätze und inwiefern beeinflussen sie dich? Mache dir Gedanken und versuche dich zu erinnern, welche Botschaften du bereits als Kind bekommen hast.

....

....

....

....

Hast du dir schon einmal Gedanken darüber gemacht, was Attraktivität, Lust und Erregung für dich bedeuten? Wie fühlst du dich, wenn du Lust und Erregung spürst? Ich möchte dir einen wichtigen Gedanken mitgeben: Deine sexuelle Lust und deine Erregung werden nicht darüber definiert, wie dein Po oder deine Brüste aussehen. Lust und Erregung sind innere Prozesse.

Ich habe Klient*innen, die mir berichten, dass sie sich beim Sex gut und normal fühlen, danach wieder zu dick oder zu hässlich. Wie ist das bei dir? Wie ist es beim Solosex? Und gibt es einen Unterschied zum partnerschaftlichen Sex?

Diese Übung soll nun deine Gedanken und dein Körperbild infrage stellen. Du darfst dich als vollkommene Person wahrnehmen und lernen, dich so anzunehmen, wie du bist. Du musst nichts ändern. Stelle dich, wenn du möchtest, nackt vor den Spiegel und betrachte dich genau. Wandere mit deinem Blick von Kopf bis Fuß. Hast du das schon einmal so bewusst gemacht? Was passiert dabei in deinem Inneren? Kannst du eine Stimme hören, die dich begutachtet, bewertet oder sogar beschimpft?

....

....

....

....

Was kannst du nun spüren? Welche Gefühle kommen in dir hoch? Ist es Trauer, Wut oder gar Ekel? Oder verbindest du schöne Gefühle mit deinem Körper? Gibt es vielleicht eine Person, die du mit diesen Gefühlen verbindest?

....

....

....

....

Überlege nun, was dir an deinem Körper nicht gefällt und warum das so ist. Welche Botschaft steckt dahinter und von wem oder woher kommt sie? Sprich deine Gedanken laut aus und notiere sie. Häufig findet diese Unterhaltung nur in unserem Kopf statt. Vielleicht bekommst du so eine neue Perspektive auf diese inneren Stimmen?

....

....

....

....

Versuche nun, deinen Körper so zu sehen, wie er ist. Beschreibe, was du siehst, ohne zu bewerten. Schaue nun sanftmütig auf deinen Körper und überlege, was er schon alles geschafft hat. Ein Beispiel: Ich sehe eine Narbe an meinem Bauch, die von einer Blinddarmoperation stammt. Ich bin dankbar, dass mein Körper mich durch diese schwere Zeit gebracht hat.

....

....

....

....

....

Setze dich mit deinem inneren Urteil auseinander. Und nun ändere deine Perspektive: Was gefällt dir an deinem Körper wirklich gut?

....

....

....

....

Mit dieser Übung kannst du verstehen lernen, dass es okay ist, nicht alles an deinem Körper immer gut finden zu müssen. Es wird Tage geben, an denen du deine Brüste eben nicht schön findest, weil sie hängen und du als Teenager die Botschaft verinnerlicht hast, dass Brüste immer straff sein müssen und stehen sollen. Es kann gut sein, dass du an manchen Tagen traurig bist, das ist okay und nicht schlimm. Es gibt aber auch andere Tage, und auf die wollen wir uns fokussieren: Deine Brüste gefallen dir, du fühlst dich sexy und du findest es erregend, wenn sie sich natürlich bewegen, aneinanderklatschen, reiben und ja, auch hängen und ihre natürliche Form haben. Du fühlst dich verdammt gut. Um dieses Gefühl zu bestärken, kannst du dir natürliche Brüste anschauen, zum Beispiel im Internet und ja, auch in vielen Pornos sehen wir ganz natürliche Brüste. An einigen Tagen, zum Beispiel im Homeoffice, kannst du auf einen BH verzichten. Genieße es, dass deine Brüste so schön sind. Wusstest du, dass das Tragen eines BHs dazu führen kann, dass Brüste an Standhaftigkeit verlieren können? Das liegt daran, dass die Haut nicht arbeiten muss, um aktiv für die Straffung zu sorgen. Wenn du hin und wieder auf deinen BH verzichtest, werden deine Brüste automatisch straffer und sich besser anfühlen.

ZUGANG ZU DEINER LUST

Ich habe bereits öfters darüber gesprochen, welch großen Einfluss Stress auf unser Lustempfinden hat. Damit du ein besseres Gefühl für deinen Stresslevel bekommst, ist es nun wichtig, dass du dich fragst, in welchem Zustand zu dich in deiner aktuellen Lebensphase befindest. Welchen Zugang hast du zu deinem Körper, deiner Lust und deinen Bedürfnissen, wenn du gestresst bist? Viele Menschen finden unter diesen Umständen schlecht Zugang zu ihren Bedürfnissen. Sie stehen unter Druck, sind vielleicht traurig oder fühlen sich abgeschlagen. Für andere hingegen ist Sex elementar, um in stressigen Situationen zu entspannen und Stress abzubauen. Sie können sich über den Sex spüren und haben danach wieder einen guten Zugang zu ihrem Körper. Kleiner Spoiler: In vielen Beziehungen treffen Menschen aufeinander, die nicht gleich ticken und einen unterschiedlichen Umgang mit Stress haben. Frage dich also, wie das bei dir aktuell ist und ob das schon immer so war oder sich womöglich etwas geändert hat. Prüfe auch, wie du zu Hause gelernt hast, mit Stress umzugehen. Du kannst auch überlegen, wie deine aktuellen Partner*innen oder Expartner*innen mit Stress umgehen beziehungsweise umgegangen sind. Vielleicht spielt das momentan aber auch keine große Rolle in deinem Leben und du möchtest dich auf dich fokussieren.

Es ist also ganz verschieden, wie Menschen mit ihrer Lust und Erregung umgehen, und nichts davon ist falsch, richtig, normal oder besser. Wenn du dich damit beschäftigst, kann es dir helfen, zu verstehen, wie du tickst. Dazu ist es vielleicht hilfreich zu wissen, dass unsere Gesellschaft uns bei vielen Gelegenheiten die Botschaft sendet, dass Sex beim Stressabbau hilft. Sprüche wie »Die muss nur mal wieder richtig guten Sex haben, dann wäre sie auch mal wieder entspannter« prägen diese Vorstellungen und reproduzieren sie.

Jeder Mensch hat andere Grundbedürfnisse in Bezug auf seine Sexualität. Wir erinnern uns an die physiologischen Grundbedürfnisse im Abschnitt »Was ist eigentlich Sex?« ab Seite 18. Jede*r wird in seiner Kindheit davon geprägt, wie ihm/ihr Liebe und Zuneigung vermittelt wurde. Dieser wichtige Bereich unserer Entwicklung ist entscheidend dafür, welchen Zugang wir im erwachsenen Alter zu unserer Sexualität haben. Es kann sein, dass es Eltern oder Bezugspersonen sehr wichtig war, Körperkontakt und Nähe zu ihrem Kind zu haben. Vielleicht sorgten sie dafür, dass im Kinderzimmer kleine Lichter für eine schöne und beruhigende Atmosphäre brannten. Vielleicht haben sie gerne viel gekocht und es gab regelmäßig vielfältige Mahlzeiten. All diese Faktoren können dazu führen, dass das Kind seine Sinne schulen und auf diese Weise einen sinnlichen Zugang zur eigenen Sexualität entwickeln konnte. Das kann dazu führen, dass das Kind im erwachsenen Alter beim Sex gerne schöne Musik auflegt, es liebt, am ganzen Körper berührt zu werden, und echte Nähe herstellen kann. Manche Menschen hingegen sind sehr auf den genitalen Sex fokussiert. Sie sehen gerne Genitalien, spüren oder erfühlen sie. Manchmal kann das beim Solosex sogar hinderlich sein, wenn sie sich »nur« auf sich fokussieren.

BEDÜRFNISSE – DEINE GLAUBENSSÄTZE

Mache dir bewusst, welche Bedürfnisse du mit und durch Sexualität und Sex stillen möchtest. Was ist dir wichtig beim Sex, worauf legst du wert?

……………………………………………………………………………………………

Worauf konzentrierst du dich, wenn es zur Sache kommt? Wohin fließen deine Gedanken? Denkst du an andere Dinge oder sind deine Gedanken auf deine Genitalien fokussiert? Benötigst du Berührungen im Alltag oder brauchst du mehr Raum für dich und deine Gefühle?

……………………………………………………………………………………………

……………………………………………………………………………………………

……………………………………………………………………………………………

……………………………………………………………………………………………

Wann hast du keinen Zugang zu deiner sexuellen Lust und deiner Erregung?

……………………………………………………………………………………………

……………………………………………………………………………………………

……………………………………………………………………………………………

……………………………………………………………………………………………

Diese Fragen können dir helfen herauszufinden, wohin deine sexuelle Energie fließt und wie du deine Sexualität leben möchtest. Überprüfe, ob du deine Sexualität bereits im Sex auslebst oder ob du dafür noch etwas anderes benötigst. Es kann sein, dass du deine Sexualität über Berührungen und körperliche Nähe im Alltag befriedigst, ohne dass du deine Genitalien berührst oder sie berührt werden. Und nun kannst du darüber nachdenken, welchen Zugang deine Sexualpartner*innen haben und ob ihr sexuell dieselbe Sprache sprecht oder ob ihr euch erst einmal neu verständigen müsst.

GLAUBENSSÄTZE UND GEDANKEN

Meiner Erfahrung nach gehören die erlernten Glaubenssätze zu den stärksten Einflussfaktoren. Glaubenssätze sind Botschaften, die wir bereits in jungen Jahren von unseren Eltern oder Bezugspersonen erlernen und die unbewusst unser Verhalten steuern. Wir übernehmen, wie unsere Eltern beispielsweise Konflikte lösen oder Beziehungen leben. Zunächst einmal das Wichtigste: Glaubenssätze sind nicht per se positiv oder negativ. Sie helfen uns, die Welt einzuordnen und zu verstehen. Glaubenssätze helfen uns, uns so anzunehmen, wie wir sind, und uns selbst zu lieben. Doch natürlich gibt es Glaubenssätze, die unseren Körper und unsere Sexualität betreffen, die uns nicht guttun. In Bezug auf deinen Körper kann das zum Beispiel bedeuten, dass du deinen Körper nicht schön findest, ihn abwertest und dir damit schadest. Das Problem dabei ist, dass wir in diesen Glaubenssätzen die einzige Wahrheit sehen. Sie bestimmen, was wir denken und wie wir die Welt interpretieren. Das beinhaltet auch all die negativen Ideen über unsere Person, unseren Körper und unsere Sexualität. Glaubenssätze können deine Vorstellung über dich so sehr verzerren, dass du in Selbsthass versinkst. Sie erzeugen größere und kleinere Ängste, Depressionen oder depressive Phasen. Sie können auch dazu führen, dass wir über unsere Grenzen gehen und nicht mehr darauf vertrauen können, was uns guttut. Ich möchte ein paar Beispiele aus meiner Praxis geben, die zeigen, wie Glaubenssätze unsere Lust beeinflussen:

1. **Sex ist nur dann richtig, wenn der Penis in die Vagina eindringt. Alles andere ist kein richtiger Sex.**
2. **Sex tut eben etwas weh – das ist normal.**
3. **Sex macht vor allem Männern Spaß.**
4. **Frauen, die Spaß an Sex haben, sind Schlampen.**
5. **Frauen, die Spaß an Sex haben, schnappen mir den Mann weg.**

6. Selbstbefriedigung während einer Partnerschaft gehört sich nicht, das ist quasi wie Betrug.
7. Wenn sich mein Freund selbst befriedigt, dann fehlt ihm etwas und er liebt mich nicht mehr.
8. Wenn wir keinen Sex (mehr) haben, dann stimmt etwas mit unserer Beziehung nicht.
9. Männer wollen immer Sex. Wenn sie ihn nicht mehr wollen, liebt er dich nicht mehr oder hat eine andere Freundin.
10. Menschen müssen sich schon entscheiden, wen und was sie sexuell wollen.
11. Mein Körper ist zu dick/fett für Sex.
12. Echte Männer wollen eben keine Knochen – sie wollen ja mit et was spielen.
13. Schminke ist unnatürlich.
14. Es gibt nur eine*n Mr/Mrs Right.
15. Liebe muss wehtun – Drama und Leidenschaft.
16. Die Bedürfnisse von Frauen sind beim Sex nicht so wichtig, weil es schwieriger ist, bis sie einen Orgasmus haben.
17. Frauen haben größere Schwierigkeiten, einen Orgasmus zu bekommen..
18. Frauen, die Probleme mit dem Orgasmus haben, können sich nicht fallen lassen.
19. Sei sexy – dann kannst du ihn dir schnappen.
20. Die wollte es doch so, so wie die angezogen ist.
21. Wenn die Vagina zu feucht ist, bist du eine Schlampe.
22. Wenn die Vagina zu trocken ist, bist du prüde.
23. Wenn du etwas nicht mitmachst, bist du verklemmt.
24. Die Vagina riecht nach Fisch.
25. Stöhnen beim Sex ist peinlich.
26. Analsex tut immer weh.

Ich könnte diese Liste sehr lange weiterführen, und das ist kein gutes Zeichen. All diese verinnerlichten Glaubenssätze verhindern, dass sich Menschen in ihrem Körper wohlfühlen. Mit meinen Klient*innen arbeite ich intensiv an ihren Glaubenssätzen. Ich habe die Erfahrung gemacht, dass es die stärkste Waffe eines jeden Menschen ist, sich dieser Glaubenssätze bewusst zu werden, um wieder einen guten Bezug zu seinem Körper und seiner Psyche herzustellen. Folgender Prozess hat sich dabei oft bewährt, um einen besseren Zugang zu den eigenen Botschaften zu finden: Mache dir deine Glaubenssätze bewusst. Identifiziere sie. Alleine dieser Vorgang ist ausschlaggebend dafür, dass wir sie ändern. Schreibe sie auf und schau sie dir an. Was fällt dir dabei auf? Mache dir bewusst, woher die Sätze jeweils kommen. Wie alt warst du, wer hat dir diesen Satz gesagt, wie ist er entstanden? Wenn du dir das bewusst gemacht hast, geht es darum, dass du im Alltag lernst, darauf zu achten, wann diese Sätze die Macht über deine Gedanken erlangen. Wenn dir das gelingt, hast du mehr als die Hälfte der Arbeit bereits geleistet und dein Verhalten bereits verändert. Für deinen Alltag ist es nun wichtig, dass du spürst, wann diese Gedanken kommen, damit du diese nun positiv veränderst. Schreibe die positiven Alternativen auf, überprüfe deine Glaubenssätze nach Wahrheitsgehalt und integriere deine positiven Gedanken in deinen Alltag. Mache dir bewusst, dass deine Gedanken aus deiner Vergangenheit kommen und du sie aktiv verändern kannst.

Es kann zum Beispiel sein, dass du den Glaubenssatz »Sex, vor allem das erste Mal, tut eben weh« verinnerlicht hast. Woher stammt dieser Satz? Viele meiner Klient*innen und Freund*innen kennen ihn aus Erzählungen und Geschichten ihrer Freund*innen. Der Mythos rund um das Jungfernhäutchen spielt dabei natürlich auch eine große Rolle. Das wirkt sich auch auf die spätere Sexualität aus, wenn man automatisch davon ausgeht, dass penetrativer Sex etwas wehtut, zum Beispiel in den Momenten des Eindringens. Viele beschreiben diesen Moment mit einem Zucken, der kurz durch den Körper fährt. Das habe ich inzwischen schon oft betont: Nein, das ist nicht normal. Sex – egal ob das erste oder hundertste Mal – sollte niemals Schmerzen verursachen, außer du willst es und hast es mit allen Beteiligten besprochen.. Sobald man verstanden hat, dass keine Schmerzen beim Sex »ertragen« werden müssen, überdenken viele ihre bisherigen oder aktuellen sexuellen Erfahrungen. Das kann dazu führen, dass man versteht, dass die eigene Lust aufgrund der Schmerzen kaum Platz hatte.

Im nächsten Schritt geht es also auch darum zu verstehen, wie Sexualität nun ohne diesen Glaubenssatz gelebt werden kann. In diesem Fall wäre zum Beispiel ein neuer Glaubenssatz »Feuchtigkeit in Form von Gleitgel kann dabei helfen, Lust zu genießen« oder »Ich darf Lust und meinen Sex genießen«. Ich möchte dir einige tolle Beispiele nennen, wie meine Klient*innen und Freund*innen ihre Glaubenssätze verändert haben:

1. **Meine Bedürfnisse sind ebenso wichtig, wie die meines Partners.**
2. **Erlaubt ist, was Lust macht und alle Beteiligten möchten.**
3. **Intimität bedeutet nicht gleich Sex, aber Sex kann Intimität schaffen.**
4. **Selbstannahme und Selbstakzeptanz sind Akte der Selbstliebe.**
5. **Solosex ist ein Akt der Selbstliebe.**
6. **Therapie ist ein Akt der Selbstliebe.**
7. **Ich alleine entscheide über meinen Körper, über das Wie, das Was und das Wo.**
8. **Ich möchte Sex nur noch mit guten Gefühlen haben.**
9. **Ich möchte Sex nur noch dann haben, wenn ich Lust habe.**
10. **Es gibt Menschen, die sich Zeit nehmen, meinen Körper zu erkunden und zu lieben.**

11. **Ich darf als Frau mehrere Sexualpartner*innen haben, mich respektieren und geliebt fühlen.**
12. **Mein Wert hängt nicht davon ab, ob ich Lust auf Sex habe.**
13. **Solosex definiert nicht meinen Wert.**
14. **Ich muss überhaupt nichts, wenn ich nicht will.**
15. **Sex macht Spaß.**
16. **Meine Partner*innen nehmen Rücksicht auf mich und möchten, dass es mir gut geht.**
17. **Ich werde von meinem/meiner Sexualpartner*in geliebt, auch beim Sex.**

ÜBUNG:

GLAUBENSSÄTZE

Welche negativen Glaubenssätze beeinflussen deine Lust? Notiere deine negativen Glaubenssätze in Bezug auf Solosex, Sex oder deinen Körper.

....

....

....

....

Wann hast du diese Sätze zum ersten Mal gehört? Wer hat diese Sätze gesagt? Warum?

....

....

....

....

Denke darüber nach, wie diese Sätze beeinflussen, was du über dich und deine Lust denkst. Notiere deine Gedanken.

....

....

....

....

Warum könnte es sich lohnen, diese Glaubenssätze zu verändern?

....

....

....

....

Welche Glaubenssätze möchtest du in Zukunft für deine Sexualität und deine Lust in dein Leben integrieren?

....

....

....

....

ATMUNG UND LUST

Häufig hört und liest man, dass eine Gefahr von Pornos ausgeht, sie frauenfeindlich sind und gefährlich für Kinder und Jugendliche. All diese Aspekte müssen natürlich individuell geprüft werden, aber sie sind nicht immer wahr. Porno ist, wie vieles andere, ein Spiegel unserer Gesellschaft – unsere Welt ist sexistisch, frauenfeindlich und gefährlich. Aber Pornos sind auch eines der wenigen Medien, die tatsächlich vermitteln, wie Menschen Sex haben. Miteinander und alleine. Auch wenn uns klar sein sollte, dass vieles nicht echt ist, sehen wir Sex und noch dazu vielfältige Körperformen. Wenn Pornos fair produziert und Darsteller*innen fair bezahlt werden, es beim Dreh keine Übergriffe gibt, unsere Gesellschaft vielfältig repräsentiert wird, ohne einen Fetisch zu kreieren, und du selbst keine Probleme damit hast, sehe ich auch keine.[71] Sie haben viel Potenzial und ermöglichen, die eigene Sexualität zu entdecken. Sie können helfen, eigene Fantasien und Lust zu ergründen. Pornos sind, im Gegensatz zum klassischen Film, häufig viel diverser und geschlechtsunabhängiger, als man denken würde. Und doch muss man sich bewusst machen, dass ein Porno in der Regel keine Dokumentation, sondern vielmehr ein Actionfilm ist. Deshalb möchte ich nun auf die Atmung eingehen, die wir von Pornos lernen.

Ich hatte einmal eine Klientin, die sich angewöhnt hatte, im Alltag leicht zu stöhnen, wenn Männer sie umgaben, um aufzufallen. Auch morgens, wenn sie neben einem Mann aufwachte, gab sie leichte Stöhn- und Schmatzgeräusche von sich, die an Oralverkehr erinnern sollten. Diese Geräusche hatte sie sich antrainiert. Beim Sex war sie besonders laut, sie wollte so zeigen, dass es ihr ganz viel Spaß machte und sie große Lust hatte. Diese antrainierten Fähigkeiten waren ihr Mittel, um sich Liebe und Zuneigung von Männern zu holen, ausgelöst durch ihren ersten Partner, der ihr immer das Gefühl gab, sie sei langweilig, prüde und nicht so aufgeschlossen wie ihre Vorgängerinnen. Meine Klientin hatte das Gefühl, wenn Männer ihr keine Bestätigung gaben, war sie es nicht wert, geliebt zu werden. Also setzten wir den Schwerpunkt der Therapie auf das Selbstwertgefühl, wir arbeiteten daran, dass sie auch ohne die Bewunderung von Männern wertvoll war, und auch an ihren Schmatz- und Stöhngeräuschen. Sie erzählte mir übrigens, dass sie diese Geräusche in einigen romantischen Filmen so »gelernt« hatte.

Die Atmung ist beim Sex sehr essenziell, um sich mit der eigenen Lust zu verbinden. Nun ist es aber leider so, dass im Porno vor allem Frauen gezeigt werden, die hecheln, stöhnen und schreien. Zunächst ist auch das nichts Schlimmes, allerdings kann deinem Körper so auch signalisiert werden, dass etwas nicht stimmt. Wenn du dich voll und ganz darauf konzentrierst, sexy zu stöhnen und dabei sexy auszusehen, wirst du dich nicht mit deiner sexuellen Energie verbinden können, zumindest wird es manchen schwerfallen. Viele Männer hingegen lernen durch Pornos, gar keinen Ton von sich zu geben. Das kann später auch zu einer Blockade beim Orgasmus und Lustempfinden führen.

Die Atmung spielt so eine große Rolle, weil wie bereits gesagt Kiefer und Vagina eng miteinander verbunden sind. Es wäre schade, wenn du dich aus deiner Lust »hinausatmest«, indem du gegen deinen natürlichen Rhythmus arbeitest. Wir müssen wieder lernen, beim Sex mit der Lust zu atmen und die Lust durch die Atmung zu spüren. Das geht mit einem eingezogenen Bauch nicht.

ÜBUNG:

BREATH IN, BREATH OUT

1. SCHRITT

Atme ganz normal und spüre, wie sich dein Brustkorb senkt und hebt. Lege deine Hand auf deinen Brustkorb und nimm die natürliche Bewegung deiner Atmung wahr.

Wusstest du, dass viele Menschen manchmal für ein paar Sekunden gar nicht atmen? Viele Menschen mit ADHS kennen das sehr gut oder wer sehr konzentriert arbeitet. Auch beim Sex kann es passieren, dass du die Luft anhältst, wenn du dich auf deine Genitalien fokussierst.

2. SCHRITT

Atme in deinem natürlichen Rhythmus weiter. Wir fühlst du dich dabei? Was passiert, wenn du nun ganz bewusst tief seufzt?

Lass deinen Atem durch den Mund hinausströmen, öffne dabei deinen Mund leicht. Kannst du den Luftstrom an deinen Lippen wahrnehmen?

3. SCHRITT

Atme nun vier Sekunden lang ein und versuche, acht Sekunden lang auszuatmen.

Falls dir der Rhythmus schwerfällt, kannst du auch kürzer ein- und ausamten. Wichtig ist nur, dass du doppelt so lange ausatmest. Diese Übung kann dir helfen, dich zu entspannen und deine Wahrnehmung auf deinen Körper zu lenken.

4. SCHRITT

Atme erneut ein und doppelt so lange aus. Versuche, beim Ausatmen ganz bewusst deinen Mund zu öffnen und mit einem Ton zu begleiten, zum Beispiel »Ahhhh« oder, wie im Yoga, »Ohhmmmm«. Prüfe, welcher Ton ganz natürlich zu hören ist, wenn du deine Luft hinauslässt.

Übe diese Atmung regelmäßig, auch beim Solosex. Zu Beginn wird es mit Sicherheit ungewohnt sein, vielleicht sogar unangenehm. Diese Atmung und deine natürlichen Töne können aber deine Lust und deine Empfindungen sehr bestärken.

5. SCHRITT

Versuche nun, ganz entgegen deiner natürlichen Atmung, so zu stöhnen, wie du es vielleicht schon einmal getan hast oder es aus einem Porno kennst.

Nachdem du den Unterschied beider Atmungen gespürt hast, kannst du nun in eine Atmung kommen, in der du deine Lust antreiben und intensiver spüren kannst.

6. SCHRITT

Öffne deinen Mund leicht, lass die Luft durch deine Lippen strömen und hebe deinen Brustkorb. Lenke deine Aufmerksamkeit in Becken, Vulva, Vagina und Beine, um deine Atmung zu unterstützen. Bewege dazu dein Becken rhythmisch – zum Beispiel nach vorne und hinten, wie auf einer Schaukel.

Denke daran, dass ein lustvoller Körper alles sein kann. Es ist egal, welche Körpergröße oder Form du hast, egal, wie deine Brust aussieht oder ob du Dehnungsstreifen hast – du entscheidest, was sexy und schön ist und wie du dich heute fühlen möchtest. Dein Gefühl hat nichts mit deiner Körperform zu tun.

LUSTVOLLES ERLEBEN

Abschließend lässt sich sagen, dass nur du persönlich herausfinden kannst, was deine Lust beeinflusst. Wahrnehmung, Lust und Empfindungen sind immer individuell und nur du alleine weißt, was dir guttut, was du möchtest und was nicht. Meiner Erfahrung nach macht es uns vor allem dann traurig, wütend oder überfordert uns, wenn wir noch kein genaues Ergebnis sehen können, kein Ziel oder weitere Anhaltspunkte in Aussicht haben. Wenn du deine Reise zu deiner sexuellen Lust auch als das begreifen kannst, als Reise mit Zwischenstopps, die womöglich Unerwartetes oder Aufregendes für dich bereithält, kannst du dich vielleicht mehr darauf einlassen, dass du heute noch keine Antworten hast und sie auch nicht brauchst. Deine Sexualität ist fluide und darf sich verändern, deine Lust ist ein Prozess.

Vielleicht hast du bereits herausgefunden, was deine Lust und Scham beeinflusst? Vielleicht brauchst du noch ein bisschen Zeit, um die Gefühle zuzulassen? Vielleicht weißt du es und möchtest noch mehr verstehen? Meiner Erfahrung nach kann es sehr wohltuend sein, ins Handeln zu kommen, sobald wir unsere Themen verstanden haben.

ÜBUNG:

WIE SIEHT DEINE LUST AUS?

1. Woran würde eine andere Person merken, dass du Lust hast? An deiner Atmung? An deiner Bewegung?

   ....
   ....
   ....
   ....

2. Weißt du genau, was du sexuell anziehend findest? Wie zeigst du jemand anderem, dass du Lust hast?

   ....
   ....
   ....
   ....

3. Woran spürst du, ob du Lust hast?

   ....
   ....
   ....
   ....

4. Wie sollte (Solo-)Sex sein, dass es sich lohnt, ihn zu haben?

   ....
   ....
   ....
   ....

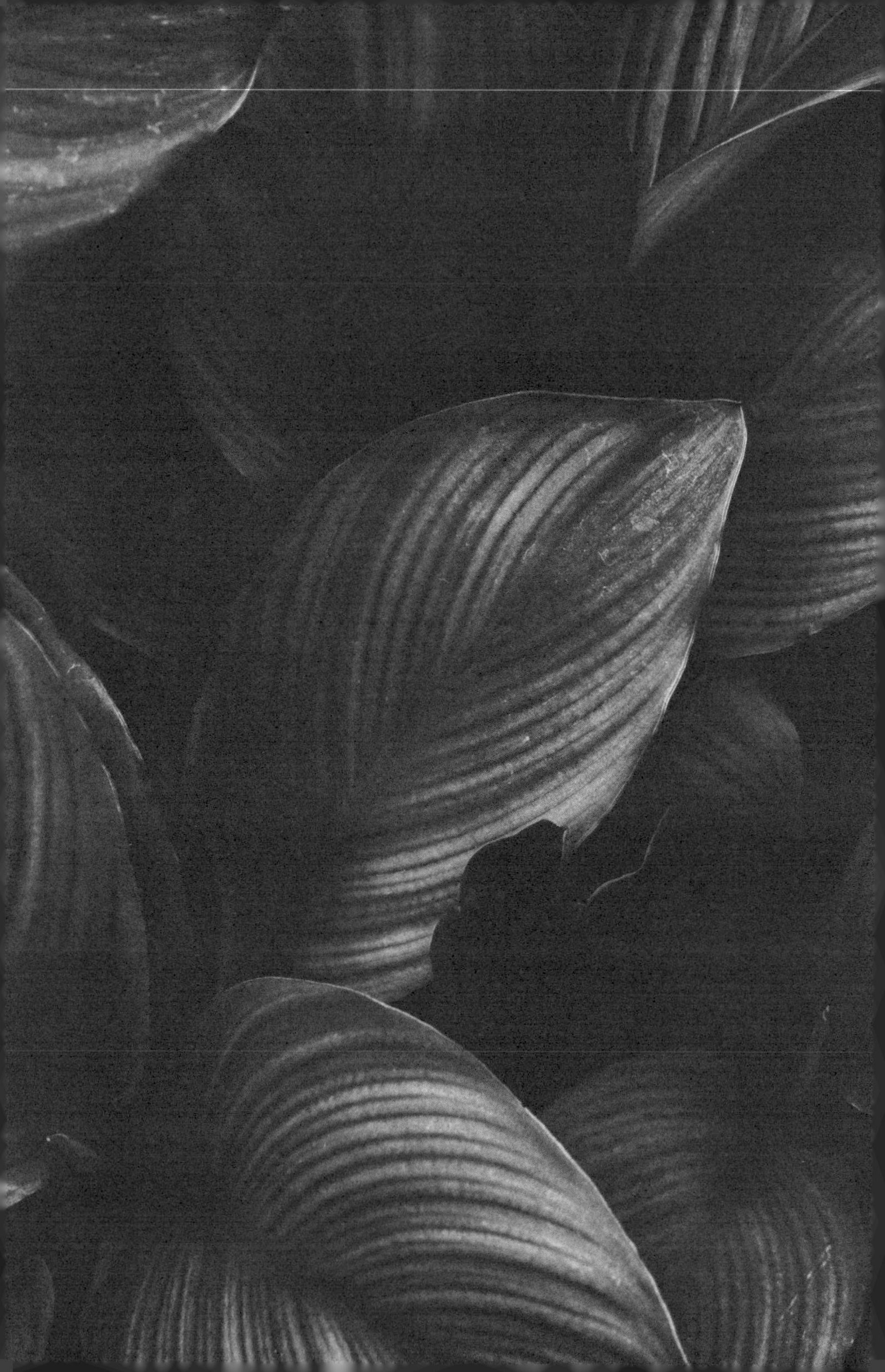

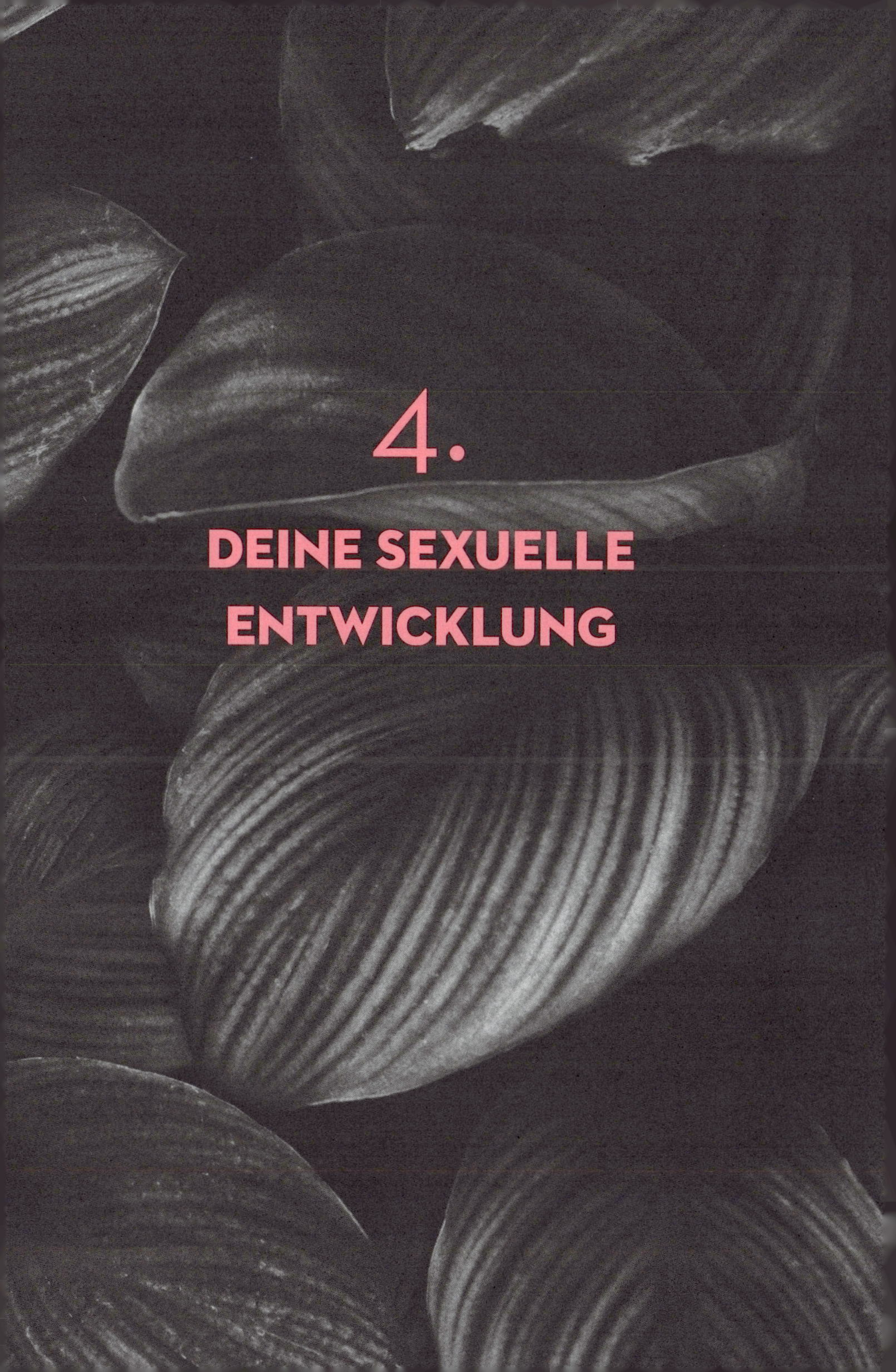

4.

DEINE SEXUELLE ENTWICKLUNG

Nachdem wir uns mit der Lust beschäftigt haben, wie sie funktioniert und sich auf den Körper auswirkt, möchte ich mit dir die Reise fortführen und gemeinsam mit dir in deine persönliche Vergangenheit einsteigen. Für ein lustvolles Leben ist es sinnvoll, sich selber gut zu kennen, und deshalb habe ich einige Fragen vorbereitet, die dir helfen, deine sexuelle Autobiografie zu erstellen. Welche Erfahrungen haben dich geprägt, welche Muster haben sich eingeschlichen? Gibt es womöglich etwas, wovon du dich befreien kannst, um in einen intensiveren Kontakt mit dir selbst zu kommen? Let's go, lass uns deine Untiefen erkunden!

SEXUELLE BIOGRAFIE

Ich möchte dich einladen, zu überlegen, welche Rolle Sex und Sexualität in deiner Kindheit spielte. Welche Gefühle hast du, wenn du daran denkst, wie das Thema in der Familie oder mit deinen Bezugspersonen verhandelt wurde? Gab es offene Gespräche über Körper und Geschlechtsteile? Hast du dich ernst genommen gefühlt und konntest du alles fragen? Oder war es eher unangenehm und komisch? Beim Thema Sexualität sind wir alle betroffen, haben Erfahrungen gesammelt und verbinden natürlich Gefühle damit, es ist schließlich ein sehr persönliches Thema. Sexualität kann mit vielen weiteren Themen verknüpft sein und macht uns daher auch angreifbar und verletzbar. Die folgenden Übungen können dir dabei helfen, zu verstehen, welche Stimmung es in Bezug auf Sexualität, Liebe oder Beziehungen in deiner Herkunftsfamilie gab oder dort, wo du aufgewachsen bist. Wie ging es dir zum Beispiel damit, wenn du gemeinsam mit deinen Eltern einen Film gesehen hast, der eine Sexszene enthielt? War das sehr unangenehm oder konntet ihr darüber lachen? Sobald du diese Fragen für dich klären konntest, wollen wir konkreter in das Thema Sex einsteigen und deine ersten Erfahrungen erkunden. Um deine heutige Sexualität umfassend zu verstehen, lohnt es sich, zu prüfen, wie deine ersten sexuellen Kontakte waren. Mit dir selber und mit anderen Menschen. Das kann sich manchmal peinlich anfühlen, aber auch lustig oder schmerzhaft.

Diese Reise in die Vergangenheit kann schwierig sein, gib gut auf deine Emotionen acht und überprüfe immer wieder deine Gedanken. Denke daran, dass die Vergangenheit uns zwar prägt, wir aber in der Gegenwart für die Zukunft daran arbeiten können. Prüfe, was dich in deiner heutigen Sexualität prägt, was du gehen lassen kannst und wo noch Fragen offenbleiben.

ÜBUNG:

DEINE SEXUELLE VERGANGENHEIT

Wie verlief deine Aufklärung? Notiere dir, woran du dich erinnern kannst.

....

....

....

....

Hast du dich gut gefühlt, als du aufgeklärt wurdest, und wurdest du mit deinen Fragen ernst genommen?

....

....

....

....

Erinnerst du dich an deine ersten Erfahrungen mit deiner Sexualität? Welche Gedanken, Bilder hattest du? Vielleicht erinnerst du dich auch, wie du dich berührt hast?

....

....

....

....

Kannst du dich daran erinnern, welche Botschaften du als kleines Kind in Bezug auf deine Genitalien bekommen hast?

....

....

....

....

Wie wurde in deiner Herkunftsfamilie über Sex gesprochen? Versuche, dich konkret an Gespräche, Bemerkungen oder Witze zu erinnern.

....

....

....

....

Hattest du das Gefühl, dass Sex ein Thema war, worüber eher geschwiegen wurde? Wurde sie gar verteufelt?

....

....

....

....

Hattest du Vorbilder, die gute Beziehungen vorgelebt haben? Wie wurden Beziehungen und Bindungen in deiner Familie gelebt?

....

....

....

....

Konntest du lernen, wie eine gute Beziehung geführt wird? Waren deine Eltern zärtlich miteinander, haben sie sich geküsst und umarmt? Oder war die Atmosphäre eher distanziert und es gab kaum Berührungen?

....

....

....

....

ÜBUNG:

DEINE ERSTEN SEXUELLEN KONTAKTE

Wie waren deine ersten sexuellen Kontakte mit dir selbst und anderen Menschen? Hast du dich gut gefühlt, als du dich die ersten Male selbst berührt hast? Oder war es dir sehr unangenehm?

....

....

....

....

Hast du dich nicht berührt aus Sorge, dass dich jemand erwischen könnte?

....

....

Welche Bilder haben deine Vorstellungen von Sex geprägt? Kannst du dich daran erinnern?

....

....

....

....

Welche Bilder zogen dich damals an? Bei welchen davon ist es heute noch so?

....

....

....

....

Wurden deine sexuellen Fantasien über diese Bilder geprägt?

....

....

Berührst du dich heute noch auf dieselbe Weise wie früher? Hast du deine Technik beim Solosex verändert? Hast du den Ablauf verändert?

....

....

....

....

Wie waren dann deine ersten Kontakte mit Partner*innen? Warst du verliebt und wolltest mit der Person Sex haben oder hattest du Angst, dass du niemals eine Person finden würdest, mit der du Sex haben könntest? Hattest du Sex, weil du Lust hattest, oder aus einem Druck heraus?

....

....

....

....

Wie war dein*e Partner*in? Wie waren deine ersten Male Sex und hast du dir zuvor Sorgen gemacht? Hast du dich sicher gefühlt? Hast du noch Kontakt zu dieser Person und wenn nicht, warum?

....

....

....

....

ERSTE BEZIEHUNGEN UND HERZSCHMERZ

Wie haben sich deine ersten Erfahrungen mit Beziehungen außerhalb der Herkunftsfamilie weiterentwickelt? Welche davon hat deinen Sex und deine Sexualität geprägt? Viele meiner Klient*innen erzählen mir, dass Sätze ihrer ehemaligen Partner*innen oder Momente in der Paarsexualität während ihrer Jugend dazu führten, wie unwohl sie sich später in ihrem Körper und mit ihrer Sexualität fühlten. Eine Klientin bekam von ihrem Freund das Gefühl vermittelt, etwas prüde zu sein. Er warf ihr vor, dass immer er auf sie zukommen müsse und sie sexuell unerfahrener sei als er. Als Folge wollte meine Klientin manche Stellungen nicht ausprobieren – sie fühlte sich einfach nicht sicher. Er wollte von ihr oral befriedigt werden, befriedigte sie aber nicht oral, dies unterstrich er mit Sätzen wie »Da unten riecht es eben immer so eklig«. Auch während sie menstruierte, wollte er keinen Sex mit ihr haben. Das alles führte dazu, dass sie sich in ihrer Paarsexualität immer unbehaglicher fühlte. Sexuelle Unlust stellte sich ein, auch in späteren Beziehungen, weshalb sie schließlich zu mir kam. Das wundert mich nicht: Wer hätte in diesem Kontext Lust auf Sex?

Und was machen die Hormone eigentlich in Bezug auf sexuelles Verlangen? Sind sie für unsere Lust zuständig? Die Psychologin Lori Brotto hat herausgefunden, dass es keine signifikanten Faktoren gibt, die den Verlust von Verlangen erklären könnten. Ja, echt! Sie und ihr Team fanden heraus, dass die individuelle Entwicklungsgeschichte ausschlaggebend ist: Stress, Depressionen, Sorgen und Ängste, Traumata und das Bindungsangebot aus der Kindheit.[72]

ÜBUNG:

ERFAHRUNGEN IN DER JUGEND, DIE DEINE SEXUALITÄT GEPRÄGT HABEN

Welche Erfahrungen hast du in Bezug auf deinen Körper gemacht und wie wurde dein Körper von anderen wahrgenommen und kommentiert? Welche Erfahrungen du im Verlauf deiner Jugend mit deiner Sexualität gemacht hast, sind ausschlaggebend dafür, wie du deine heutige Lust erlebst.

....

....

....

Wurde dein Körper stark bewertet und sexualisiert? Hast du dich schön, gut oder schlecht gefühlt? Was hat dich in dieser Zeit bewegt?

....

....

....

....

Welche Kämpfe hattest du mit dir selbst auszutragen? Hattest du eine*n feste*n Partner*in? Oder verschiedene Sexualpartner*innen?

....

....

....

....

Ging es um Sex oder um Liebe? Kannst du dich erinnern, warum du Sex hattest?

....

....

....

....

Wie wurde deine Lust und wie deine Liebe geprägt? Konntest du dich öffnen und dich so zeigen, wie du bist? Oder hast du oft eine Rolle gespielt?

....

....

....

....

....

Wie hat sich dies weiterentwickelt? Hattest du seitdem weitere Partner*innen, hast du in jungen Jahren eine*n Partner*in gefunden oder bist du solo? Wenn du noch mit deinem/deiner Partner*in zusammenbist: Könnt ihr euch sexuell verwirklichen, seid ihr gemeinsam gewachsen oder vermisst du etwas?

....

....

....

....

....

Immer wieder berichten mir Klient*innen, dass sie vor allem dann Sex hatten, wenn sie sich einsam fühlten. Im Laufe der Therapie fanden sie dann jeweils heraus, dass es ihnen gar nicht unbedingt darum ging, eine Beziehung einzugehen, sie wollten sich spüren und berührt werden. Andere wiederum haben seit ihrer Jugend eine*n Partner*in, doch die Sexualität veränderte sich stark: Zu Beginn war der Sex sehr leidenschaftlich und spontan, was sie sich zurückwünschten. Vielleicht erinnerst du dich in Abschnitt »Die Libido« ab Seite 94? Zu Beginn einer Beziehung spielen die Hormone eine wichtige und entscheidende Rolle – im Gegensatz zur Libido. In der frühen Phase des Verliebtseins sorgt das ausgeschüttete Dopamin für einen Rausch, der einer Neurose gleicht. Frisch Verliebte vergessen alles um sich herum, sind kaum noch erreichbar, unkonzentriert und denken nur an das Objekt ihrer Begierde. Das ist natürlich nicht nur rein zufällig so, die Natur möchte in dieser Phase eines erreichen: Fortpflanzung. Wir sprechen auch von der rosaroten Brille. Doch diesen Zustand kann der Körper nicht für immer aufrechterhalten – er bedeutet Stress für den Organismus. Paare müssen sich einer neuen Realität stellen und es ist nicht unüblich, dass sich Menschen nach dieser Phase trennen, sie entdecken Eigenschaften am Gegenüber, die ihnen nicht gefallen. Nach dieser Phase verändert sich die gemeinsame Sexualität.

WIE IST DEINE SEXUALITÄT HEUTE?

Um in der Gegenwart deiner Sexualität anzukommen, möchte ich dir vorschlagen, dich ganz mit deinem Körper zu verbinden. Das klingt vielleicht schwierig, aber du hat schon ganz schön viel Vorarbeit geleistet und deinen Körper über deine vergangenen Erlebnisse und Glaubenssätze kennengelernt. Jetzt kannst du dich ganz auf die Gegenwart einlassen. Es ist hilfreich, dafür eine Lovemap zu erstellen. Eine Lovemap ist die Landkarte deiner Bedürfnisse, Gefühle und Lustpunkte. Ich nutze dieses Hilfsmittel gerne in meinen Therapiesitzungen, um gemeinsam mit meinen Klient*innen herauszufinden, was sie eigentlich wollen. Diese Übungen führen zu intensiven Aha-Erlebnissen, die mich immer wieder beeindrucken: Ein Paar, das ich begleiten durfte, vermittelte auch mir sehr klar, wie wichtig diese Übung für die eigenen Emotionen sein kann. Die Klientin erzählte, dass es für sie nicht angenehm ist, wenn ihr Partner mit seinen Zähnen an ihren Brustwarzen zieht. Das machte er immer beim Sex. Es tat nie weh, da er es recht sanft machte, aber sie spürte immer ein leichtes Ziehen, worauf sie sich dann sofort fokussierte. Diese Information war enorm wichtig, denn nun hatte sie die Gelegenheit zu sagen, was sie lieber mochte: Wenn er die Brust sanft berührt, sie leckt und streichelt – ein Gamechanger für die gemeinsame Sexualität. Beim nächsten Paarsex erlebten sie eine Atmosphäre von Wertschätzung und Lust.

Bei einem anderen Paar erlebte ich, wie der Mann immer die Klitoriseichel berührte und »dort so rumrubbelte« – wie meine Klientin das nannte. Das war für sie so unangenehm, dass sie ihr Becken immer weit nach hinten schob und versuchte, seine Hand langsam wegzuführen. Er deutete das als Unlust. Ein Missverständnis, das beide sehr stark zurückhielt. Ein anderes Paar hatte ein ähnliches Thema: Mein Klient empfand es als sehr unangenehm, dass seine Partnerin den Penis mit ihren kalten Händen umfasste und die Vorhaut »hoch- und runterrieb«. Auch hier war meiner Klientin nicht klar, welche unangenehmen Gefühle das bei ihrem Mann hervorrief. Bei einem anderen Paar rutschte der Partner immer mit zwei Fingern in die Vagina seiner Freundin und »stocherte da so herum – davon hat aber wirklich niemand etwas«, offenbarte die Klientin nach vier Sitzungen. Ein Klient schlug immer leicht auf die Vulva seiner Partnerin, sodass ein leichtes Klatschen entstand, nicht so, dass es wehtat. Das hatte er in einem Porno gesehen und machte das schon seit Jahren so – bis bei dieser Übung herauskam, dass beide keine Lust dabei empfanden. Meine Klientin wünschte sich eigentlich, dass ihr Partner die Vulvalippen mit der ganzen Hand berührte. Kommunikation ist der Schlüssel – davon bin ich überzeugt. Die Lovemap bietet eine Grundlage dafür und ist für unseren Solosex so wichtig, denn sie offenbart uns, was wir als lustvoll empfinden und was wir nicht wollen. Deine Lovemap entsteht, wenn du deinen Körper von Kopf bis Fuß abscannst und deine Lustpunkte herausarbeitest. Du findest hierzu eine Übung auf S. 163.

KINDER, KINDER, KINDER

Vielleicht hast du bereits Kinder und sehr viel in deinem Leben und in deiner Sexualität hat sich geändert? Es kann sein, dass sich dein Körper durch die Geburt verändert hat und/oder du schlechte Erfahrungen bei der Geburt gemacht hast. Wie hat sich deine sexuelle Energie seither verändert? Fast alle meiner Klient*innen, die Kinder haben, berichten, dass sich ihre und die gemeinsame Sexualität und der gemeinsame Sex nicht immer zum Positiven verändert hat. Berührungsschmerzen, Schönheitsideale und Zeitprobleme kommen erschwerend hinzu. Sie berichten von schlimmen »Tipps« und übergriffigem Verhalten von Ärzt*innen, eine Klientin hörte von ihrer Gynäkologin: »Ich kann es ja schon verstehen, wenn der Mann sich nach einer Weile eine andere sucht, wenn die Frauen nach der Geburt ewig keinen Sex haben will.« Diese Aussage ist so abwertend meiner Klientin, ihrem Mann und der vermeintlichen Affäre gegenüber und zeigt leider, wie sexistisch viele Ärzt*innen noch heute denken und sprechen.

Die Geburt kann für viele sehr empowernd sein, doch leider war sie für viele meiner Klient*innen überfordernd und traumatisierend, weil sie nicht gut darauf vorbereitet und begleitet wurden. Sie fühlen sich von Ärzt*innen nicht ernst genommen, in vielen Fällen wurde ihre Meinung und ihre Stimme sogar ignoriert und übergangen. Viele Frauen berichten leider auch von sexualisierter Gewalt. Eine Aufarbeitung der Geburt kann sehr hilfreich sein, gerade wenn du das Gefühl hast, sie beeinflusst deine heutige Sexualität stark.

Eine weitere Klientin hatte vor allem mit ihrem Körper und den Veränderungen durch die Geburt Probleme in ihrer Sexualität. Sie wollte sich ihrem Partner nicht mehr zeigen, wollte nicht, dass er sie spürte, und sie hatte kaum sexuelle Lust. Die Geburt kann also viele Auswirkungen haben und natürlich kann sich auch die Vagina verändern. Ein Mythos, der mir immer wieder begegnet, ist, dass die Vagina »ausleiert« (siehe den Abschnitt »Groß, größer, Vagina« ab Seite 72). Das ist nicht nur abwertend, sondern auch schlichtweg falsch. Die Vagina kann sich natürlich verändern, weitet sich aber nicht, denn sie zieht sich wieder zusammen. Es kann sein, dass die Vagina nach einer Geburt vernarbt ist und du Wunden spürst. Auch dein Gefühl zu deiner Vagina kann sich verändern. Es kann sein, dass sie sich nicht mehr so gut befeuchtet oder dein Beckenboden nicht mehr so fest ist. Natürlich dauert es, bis du dich körperlich von einer vaginalen Geburt erholt hast. Und das ist wichtig: Gib dir und deinem Körper die Zeit, die es braucht. Vaginaler Sex kann warten, so lange, wie du dafür brauchst.

Die Erziehung der Kinder kann Sexualität ebenfalls stark beeinflussen, sogar triggern. Ich erlebe es sehr häufig, dass Eltern bei mir in der Beratung sitzen und sich regelrecht provoziert fühlen – von ihren Kindern. Dieses Gefühlswirrwarr kann von eigenen Kindheitserfahrungen ausgelöst werden und ist für manche kaum auszuhalten. Wichtige Fragen in dieser Situation können sein: Was möchtest du bei deinen Kindern anders machen? Wie möchtest du sie auf die Themen Körper, Liebe und Sex vorbereiten? Wie möchtest du Liebe und Zuneigung weitergeben und vermitteln? Du kannst dir für diese Themen immer auch Hilfe holen und dich beraten lassen.

ÜBUNG:

LOVEMAP – WELCHE BERÜHRUNGEN MAGST DU?

Wie stehst du heute zu deinem Körper? Magst du ihn? Wie hat sich dein Solosex verändert? Und der Sex mit anderen? Hast du heute andere Fantasien als früher? Magst du manche Berührungen nicht mehr?

....

....

....

....

....

....

Ich möchte dir vorschlagen, eine Lovemap für deinen Körper und deine Sexualität zu erstellen. Es ist ganz einfach: Stelle dir deinen gesamten Körper vor.

Wir beginnen oben beim Kopf: Stell dir zunächst einmal vor, wie du dich fühlst, wenn du an dein Gesicht, deine Ohren, deinen Hals, deine Augen, deine Lippen, deine Wangen und deine Haare denkst. Welche Berührungen findest du gut? Wie willst du berührt werden? Mit den Händen oder den eigenen Lippen? Was gefällt dir beim Küssen besonders gut? Magst du es, wenn dein Gegenüber die Lippen leicht öffnet, Druck ausübt, direkt mit der Zunge über deine Lippen fährt? Oder findest du das eher unangenehm? Wie würde es sich anfühlen, wenn jemand auf deine Lippen beißt? Gut oder eher schlecht? Möchtest du das oder lieber nicht?

Wir wandern weiter runter zu deinem Oberkörper. Vielleicht findest du es viel angenehmer, wenn deine Brust nur leicht und sanft berührt wird? Die Brüste sind bei vielen eher empfindlich, erst im sexuellen Kontext kann diese Empfindlichkeit abnehmen, aber auch das ist sehr individuell. Vielleicht weißt du noch gar nicht, welche Berührung du gut findest, und darfst das jetzt herausfinden? Überlege dir, welche du nicht mehr möchtest und auch, ob es ein Stattdessen gibt: statt der Brust den Po berühren?

Wie sieht es mit Berührungen auf deinem Bauch aus? Ist der Bereich empfindlich und bist du leicht kitzelig? Wie möchtest du berührt werden? Eher sanft oder lieber intensiver? Eher weich oder lieber gar nicht? Prüfe, wie sich deine Gedanken anfühlen.

Unsere Reise geht weiter zu deinen Genitalien: Welche Berührungen magst du an deiner Vulva oder an deinem Penis, welche nicht? Es kann für deine Sexualität eine Bereicherung sein, wenn du genau spürst, wie du an deiner Vulva, in deiner Vagina, an deinem Penis oder an deinem Anus berührt werden möchtest und wie nicht.

AproPOs: Wie sieht es mit deinem Po und Anus aus? Wünschst du dir in diesem Bereich sexuellen Kontakt? Findest du es toll, wenn dein Po berührt wird – Berührungen am Anus aber nicht? Oder andersherum? Auch hier setzt du deine Grenzen und bestimmst, was dir gefällt. Sobald du weißt, was dir nicht gefällt, kannst du dich frei dafür entscheiden, was dir gefällt. Das ist ein tolles Gefühl.

Wir wandern weiter zu deinen Oberschenkeln. Welche Berührungen findest du an diesem Körperteil gut, welche nicht? Findest du es gut, wenn die Innenseiten deiner Schenkel geküsst oder berührt werden? Und deine Beine und Füße? Und die wichtigste Frage zum Schluss: Bleiben die Socken angezogen oder nicht? Nachdem du nun deinen Körper erkundet hast, kannst du in dieser Lovemap all deine Ergebnisse visuell festhalten und deine Lustpunkte einzeichnen:

Wie geht es dir nach dieser Erkundungstour? Hast du neue Erkenntnisse gewonnen und etwas Neues über dich erfahren? Es gibt kein »richtig« oder »falsch«, sondern nur, was dir gefällt. Jeder Mensch hat andere Vorlieben, andere Fantasien und andere Wünsche. Diese herauszufinden, ist deine Superkraft und niemand kann dir diese Wünsche absprechen oder kleinreden. Du entscheidest, was du willst und was nicht. Wenn du herausgefunden hast, was sich eher nicht gut oder sogar schlecht anfühlt, kannst du herausfinden, was dir richtig gut gefällt. Vielleicht findest du heraus, dass du Berührungen am Hals eigentlich nie sonderlich gut fandest oder an dieser Stelle sehr empfindlich bist. Vielleicht ist es dir noch nie aufgefallen oder du fandest es auch nicht sonderlich schlimm? Du darfst alles benennen, was dir nicht gefällt, und natürlich das, was dir gefällt.

LOVEMAP

Erkunde deine Lustpunkte
und notiere sie dir hier.

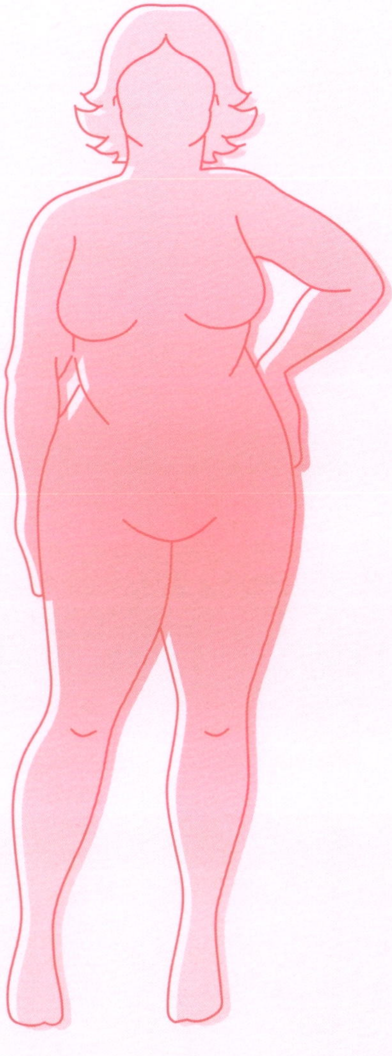

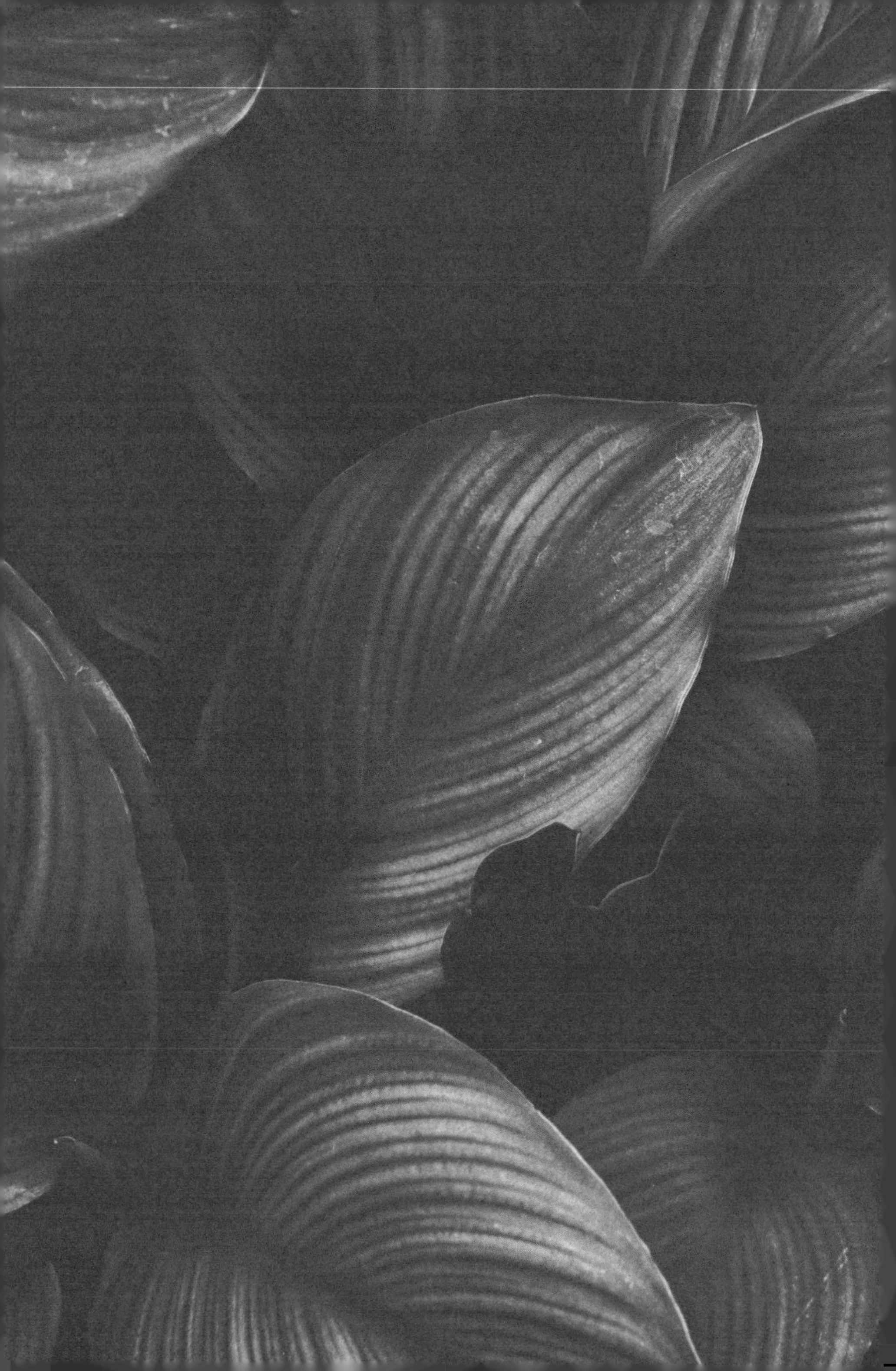

5.

SOLOSEX

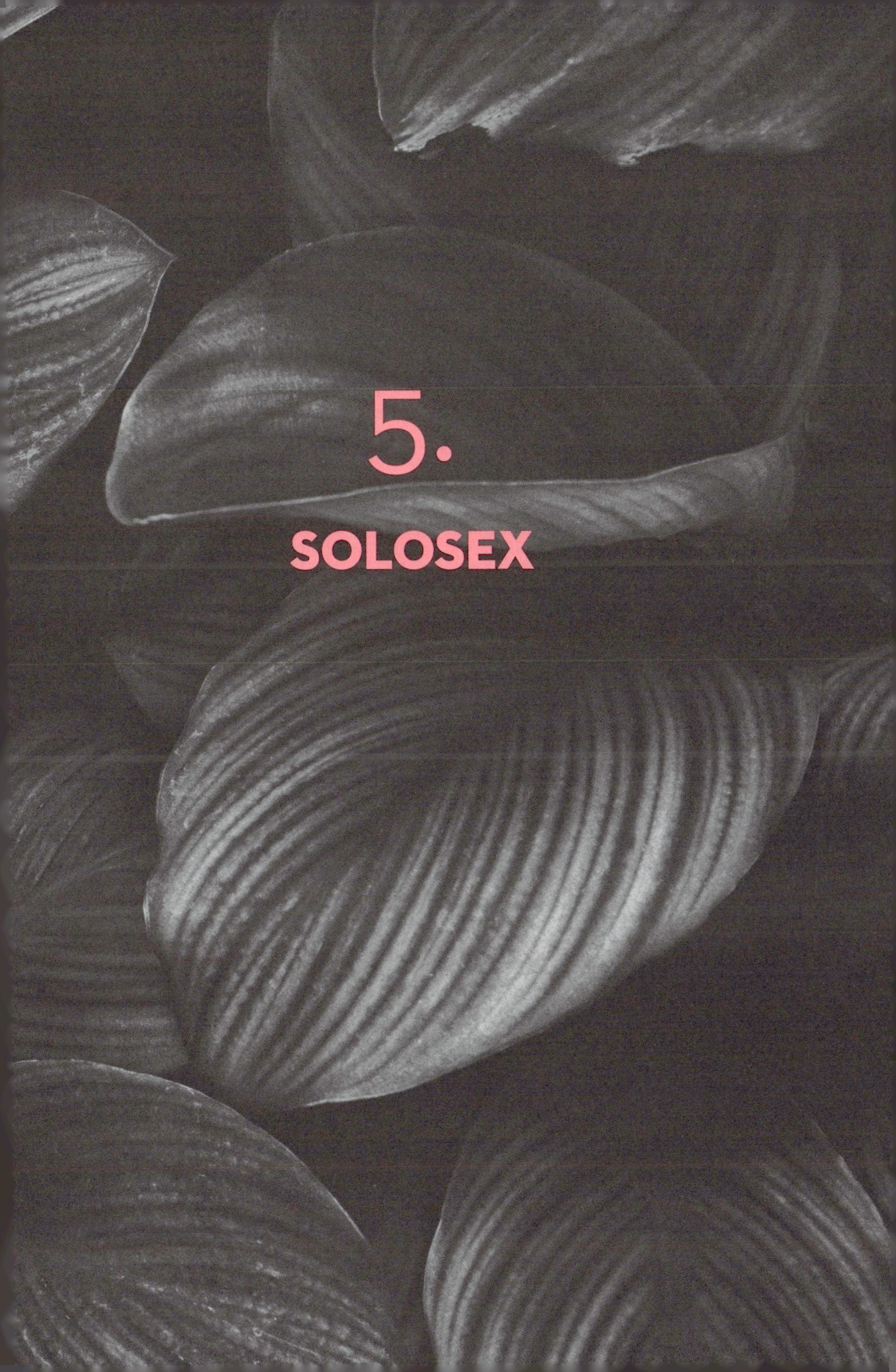

Als ich »Selbstbefriedigung« googelte, beschlich mich sofort das Gefühl, meine Bubble der sex-positiven Aufklärung verlassen zu haben. Es springen mir Sätze wie »So machst du es IHM richtig«, »SO legst du bei ihm richtig HAND an« und »Diese Stellungen muss jede Frau kennen« entgegen. Sex-positive Aufklärung ist das Gegenteil davon: Sie befähigt alle Menschen, ihren Körper mit all seinen Funktionen kennenzulernen und darauf zu vertrauen sowie für die eigene Lust und ihre eigenen Grenzen einzustehen. Ich bin davon überzeugt, dass diese Aufklärung bereits mit der Zeugung beginnt und nie endet. Jeder Mensch sollte ganz frei entscheiden können, wie seine sexuelle Energie gelebt werden soll. Deshalb nerven mich diese Google-Ergebnisse so sehr: Entweder sind Frauen zu prüde für Solosex oder zu schlampig. Und da ist sie auch schon wieder – die Bewertung der weiblichen Sexualität.

Beim Solosex geht es aber nur um dich! Um dich und deine Lust, deinen Körper und deine Fantasien. Nach all den Überlegungen und Reflexionen wird es Zeit, ins Tun zu kommen! Dafür habe ich mir einige Übungen, Tipps und Tricks überlegt, mit denen du deiner Lust näherkommen kannst. Du kannst direkt loslegen und diese Übungen Schritt für Schritt ausprobieren oder du pickst dir eine Übung heraus, bei der du dich wohlfühlst. Du kannst alle Übungen wiederholen und dabei immer wieder überprüfen, ob sie sich gut anfühlen. Tue das, was du willst, und nicht das, was du denkst, machen zu müssen.

EROGENE ZONEN UND LUSTPUNKTE FINDEN

Bei dieser Übung wird der Fokus auf deine sexuellen Lustpunkte und erogenen Zonen gerichtet. Wie geht das? Denke an deine sexuelle Landkarte, deine ganz persönliche Lovemap aus dem vorherigen Kapitel. Nun kannst du konkret herausfinden, wie du dich selbst sexuell berühren willst. Dafür kann es enorm wichtig sein, dass du dich, deinen Körper und deine Vulva und Vagina im Spiegel betrachtest und auf Entdeckungsreise gehst. Ich möchte dir dazu sagen, dass alle Gefühle, die kommen, normal und in Ordnung sind. Es ist okay, wenn du dich erst traurig fühlst oder keine guten Gefühle mit deinem Körper verbindest. Sollte das der Fall sein, kann es helfen, dir bewusst zu machen, dass alle Gefühle wichtig sind und du nun herausfinden darfst, warum du dich so fühlst.

Diese Übung soll dich mit deiner Vulva und Vagina verbinden und dir gute Gefühle in Bezug auf deinen Körper geben. Denke darüber nach, wer eigentlich davon profitiert, dass du dich unwohl mit deinem Genital fühlst, und was es mit dem sexuellen Bewusstsein und sexuellen Verlangen macht. Eklig, schrumpelig, zu große Vulvalippen – viele verbinden ihre Vulva mit diesen Vorstellungen. Frage dich einmal, ob das wirklich wahr ist oder einfach eine falsche Vorstellung, die du ab heute verändern darfst, um dich selbst so anzunehmen, wie du bist. Noch ein Reminder an dieser Stelle: Ja, deine Vulva und deine Vagina haben einen Eigengeruch. Es ist nichts, wofür du dich schämen solltest, jeder Mensch hat einen ganz eigenen Geruch – und du riechst einfach nach dir.

Du kannst im Spiegel ziemlich viel entdecken und vielleicht möchtest du dazu noch einmal in Abschnitt »Vulva, Vagina & Co.« (ab Seite 59) nachschauen, was es alles zu sehen gibt. Zur Erinnerung eine kurze Aufzählung: Klitoriseichel, Vorhaut, Harnröhre, innere und äußere Vulvalippen, Vaginalöffnung, Damm und Anus. Vielleicht hast du auch eine Neo-Vagina und entdeckst noch mehr? Es kann eine spannende Reise sein und wenn du dich traust, zeichne ein Bild deiner Vulva; die richtig Mutigen können mit dem Smartphone ein Bild machen. Es gibt sogar die Möglichkeit, Gipsabdrücke von Vulven zu machen.[73]

ÜBUNG:

LUSTPUNKTE

Traust du dich, deine Vulva ganz genau im Spiegel anzuschauen? Oder bereitet dir das Sorgen? Ich erlebe oft, dass alleine die Vorstellung bei vielen Unbehagen auslöst. Um herauszufinden, wie und wo du berührt werden möchtest, kann es aber wichtig sein, zu verstehen, wie sie aussieht. Was fühlst du, wenn du daran denkst, deine Vulva und Vagina im Spiegel anzuschauen?

....

....

....

....

Welche Verbindung hast du zu deiner Vulva/Vagina? Wie findest du sie?

....

....

....

....

Was macht es mir dir, wenn du darüber nachdenkst, dass andere Menschen deine Vulva/Vagina sehen?

....

....

....

....

Konntest du deine Vulva kennenlernen und etwas Neues herausfinden? Vielleicht hast du dich noch nie so intensiv mit deiner Vulva beschäftigt wie gerade. Du kannst hier deine Gedanken zu dieser Übung festhalten sowie deine neuen Erkenntnisse:

....

....

....

....

ÜBUNG:

NICE TO MEET YOU! HALLO, VULVA

1. SCHRITT

Lege deine Hand komplett auf deine Vulva auf. Was empfindest du dabei? Notiere deine Gefühle, Gedanken oder Wahrnehmung.

....

....

....

....

2. SCHRITT

Geh nun einen Schritt weiter: Nimm einen Handspiegel, berühre deine Vulva und beobachte, was passiert. Es kann die Empfindung intensivieren oder aber mit Sorgen und Ängsten verbunden sein. Jedes Gefühl weist dich auf etwas hin, versuche, es so zu nehmen, wie es kommt. Sollte sich nun Erregung einstellen, kannst du beobachten, wie sich deine Vulvalippen mit Blut befüllen und anschwellen. Das ist schön und sehr faszinierend.

Nimm dir also gerne einige ruhige Minuten dafür. Falls du deine Wohnung mit einem/einer Partner*in teilst, kannst du dich vielleicht ins Bad zurückziehen.

3. SCHRITT

Nun geht es darum, dass du deine Vulva und Vagina berühren darfst. Nimm dir dafür regelmäßig einige ruhige Minuten am Tag, am besten, nachdem du aufgewacht bist und dich noch gemütlich im Bett auf den Tag vorbereitest. Fahre mit deinen Fingern deinen Vulvalippen entlang und spüre, was passiert. Wohin wandern deine Finger automatisch? Möchtest du dich an deine Klitoriseichel herantasten? Wie fühlt es sich an? Wohin wandern deine Finger als Nächstes? Lass deine Hände, Finger und deine Gedanken einfach laufen und lasse alles zu. Vielleicht möchtest du ganz automatisch mit deinen Fingern in deine Vagina gleiten? Vielleicht befeuchtet sich deine Vagina dabei, vielleicht auch nicht. Alles ist in Ordnung. Vielleicht spürst du in deiner Vagina auch den etwas rauen, geriffelten Teil deiner G-Zone? Vielleicht spürst du in deiner Vagina weniger, als du erwartest hast? Vielleicht kannst du sogar deine Zervix spüren? Erkunde dein gesamtes Genital und genieße diese Zeit mit dir. Es ist okay, wenn es dir dabei manchmal unangenehm ist, und es ist auch okay, wenn es das nicht ist. Wenn du dich unwohl fühlst, beende die Übung.

Wenn du dich jeden Morgen und/oder Abend mit deiner Vulva und Vagina auseinandersetzt, werden nach nur wenigen Wochen neue Synapsen gebildet, die dafür sorgen, dass du immer mehr spüren wirst. Es geht in erster Linie nicht darum, dass du eine sexuelle Verbindung aufbaust, sollte die Lust aber kommen, kannst du ihr natürlich nachgehen. Diese Übung ist nur der Beginn eines sehr intensiven Prozesses.

4. SCHRITT

Notiere deine Gedanken. Welche Emotionen und Gedanken konntest du beobachten? Warst du erregt oder fühlte es sich eher neutral an? Wie verändert sich deine Beziehung zu deiner Vulva und Vagina?

....

....

....

....

ÜBUNG:

DIE STIMULATION – WIE UND WO DU DICH BERÜHREN KANNST

Die Stimulation der Vagina, der Vulva und die des Penis spielen beim Sex natürlich eine Rolle, doch es gibt noch viel mehr, das du berühren kannst. Ich wünsche dir viel Spaß beim Erkunden!

VULVA UND VULVALIPPEN

→ Vulva und Vulvalippen sind ein wichtiger Startpunkt. Achte gerne darauf, dass deine Hände warm sind (manche mögen es aber auch kalt) und lege deine gesamte Handfläche auf die Vulva. Viele fahren mit einem Finger ganz schnell in die Vagina, was bei den meisten aber wenig auslöst. Beginne also mit deiner gesamten Handfläche und schau, wie es sich anfühlt. Atme bewusst und bewege dein Becken, wenn du magst.

- → Kreise nun mit deiner gesamten Handfläche über der Vulva. Wenn du möchtest, übe ein bisschen mehr Druck aus, spüre die Wärme deiner Hände. Findest du das lustvoll? Schaue, was sich gut anfühlt.
- → Wenn du möchtest, kannst du nun deine Vulvalippen einbeziehen. Fahre an deinen Vulvalippen entlang und beobachte, was passiert. Befeuchten sie sich schon oder möchtest du etwas Gleitgel auftragen?
- → Es kann sich gut anfühlen, wenn du deine Hände nun nicht nur kreisend auf deiner Vulva bewegst, sondern auch hoch und runter. Variiere Druck, Rhythmus und Tempo – mal schneller, mal langsamer – oder baue Richtungswechsel ein.

KLITORIS

- → Du kannst als Nächstes deine Klitoriseichel in deine Erkundungen einbeziehen. Vielleicht spürst du, wie sich die Klitorisvorhaut zurückzieht und die Klitoris langsam steif wird? Spürst du, wie sich deine Vulvalippen mit Blut befüllen und anschwellen?
- → Probiere mal aus, nicht die Klitoriseichel direkt zu berühren, sondern eine Stelle einige Millimeter daneben. Welche Berührungen gefallen dir besser?
- → In Pornos sehen wir manchmal, dass auf die Vulva und Klitoris leichte Schläge ausgeübt werden. Denk dran: Das kann Lust bereiten, muss aber nicht.

VAGINA

- → Wenn du möchtest, kannst du nun mit deinen Fingern in deine Vagina gleiten. Wenn du erregt bist, aber keine Feuchtigkeit gebildet wird, trage unbedingt Gleitgel auf.

- ➜ Wenn du keine Lust oder Erregung mehr spürst, kannst du jederzeit aufhören.
- ➜ Es kann sich gut anfühlen, mit einem Finger die Vagina zu erkunden, du kannst es aber auch mit zwei oder drei Fingern probieren. Beobachte genau: Verändert sich dadurch die Intensität deiner Empfindungen?
- ➜ Fühle, was du mit deinen Fingern alles wahrnehmen kannst, und lass dich von ihnen leiten. Wohin wandern sie? Welche Bewegungen kommen von ganz allein? Wann möchtest du deine Finger gezielt bewegen? Vielleicht kannst du etwas spüren?
- ➜ Übe etwas Druck auf die Vaginalwand aus und probiere verschiedene Bewegungen aus. Wenn du den Finger krümmst und streckst (»Komm her«-Bewegung), kannst du vielleicht die G-Zone erreichen. Diese ist in der Regel etwas rau. Was passiert, wenn du Druck ausübst, deinen Rhythmus oder dein Tempo veränderst?

G-ZONE

- ➜ Hast du deine G-Zone entdeckt? Wenn du Druck ausübst, kann es sich so anfühlen, als ob du pinkeln müsstest. Vielleicht ist dann der Moment gekommen, loszulassen und es laufen zu lassen? Es ist ganz egal, ob du dann pinkeln musst, du darfst dich trauen.
- ➜ Es kann sein, dass es noch nicht klappt und du gerne trainieren möchtest, zu squirten. Lass uns dafür deine G-Zone aufwecken! Dafür kannst du mit deinen Fingern die Fläche regelmäßig streicheln, Yoni-Eier nutzen oder dich mit einem Dildo – zum Beispiel aus Rosenquarz, der sich ganz natürlich erwärmt – an dieser Stelle stimulieren. Für beides empfehle

ich einen natürlichen Stein wie Rosenquarz, du kannst aber natürlich auch welche aus Silikon dafür nutzen.

ZERVIX

- Unsere Reise geht weiter zur Zervix, die direkt am Ende der Vagina. Spürst du, wie sie in die Vagina hineinragt?
- Falls du es magst, kannst du mit Yoni-Eiern, einem Dildo oder einem Vibrator deine Zervix aufwecken. Natürlich darfst und solltest du sie mit deinen Fingern ertasten. Manchmal sind sie zu kurz, da die Zervix sich während des Zyklus verändert und nicht immer gut erreichbar ist. Ein Dildo hilft dir dabei, an diese Stelle zu gelangen.
- Auch hier gilt: Taste dich heran, es kann durchaus sein, dass sich dieser Bereich zunächst komisch anfühlt und die Berührungen nicht lustvoll sind. Du musst deine Zervix nicht aufwecken, wenn es sich nicht gut anfühlt.
- Es kann sein, dass du einen Orgasmus über die Zervix auslösen kannst, indem du sie mit einem Dildo stimulierst, der sich auch anders anfühlen kann als über die Klitoris oder Vagina. Probiere es einfach aus, wenn du möchtest. Es benötigt manchmal etwas Übung, manchmal geht es schnell. Setze dich aber bitte nicht unter Druck. Der Orgasmus kann eine schöne Erfahrung sein, er definiert aber nicht deinen Sex und deine Sexualität.

DAMM

- Wir gleiten nun wieder heraus aus der Vagina und fahren weiter nach hinten, Richtung Anus. Der Damm befindet sich zwischen Vulva und Anus und für viele ist es eine lustvolle Erfahrung, diesen Bereich zu stimulieren. Probiere für dich aus, wie sich Berührungen in diesem Bereich für dich anfühlen.

- → Taste dich heran, indem du deinen Damm leicht massierst. Variiere deine Bewegungen.
- → Du kannst den Druck sowie das Tempo und den Rhythmus vergrößern oder verringern.
- → Wie verändert sich dein Gefühl, wenn du dein Becken dazu bewegst? Oder deinen Po und deine Hüfte?
- → Auch hier kannst du Gleitgel auftragen. Es kann sich gut anfühlen, dich mit einem Dildo zu stimulieren.

ANUS

- → Wenn du möchtest, kannst du nun auch deinen Anus einbeziehen. Im Bereich rund um den Anus sitzen viele Nervenenden, vor allem auch die der Klitoris, deshalb ist dieser Bereich für viele sehr lustvoll. Manche mögen es, wenn nur der äußere Teil des Anus mitstimuliert wird. Anderen gefällt es, wenn auch der innere Teil Beachtung findet.
- → Achte darauf, dass du nur Toys benutzt, die auch für den Analbereich gedacht sind, und dass du nicht mit deinen Fingern oder deinem Toy zwischen Vaginal- und Analbereich hin- und herrutschst, da sonst Bakterien aus dem Analbereich in die Vulva und Vagina gelangen können.
- → Du kannst dich einfach herantasten, indem du nach deiner Dammmassage langsam Richtung Anus wanderst. Schaue, ob sich das gut anfühlt, wenn du deine Finger in den Anus einführst, du kannst ihn auch von außen massieren. Vielleicht möchtest du es für dich ausprobieren, was dir Lust bereitet und was nicht?
- → Wenn du diesen Bereich deines Körpers eingehender erforschst, bedeutet das nicht, dass du auch Analverkehr ausprobieren musst. Du kannst einfach einmal beobachten, welche Berührungen sich überhaupt gut anfühlen.

PO

- ➜ Es kann sich gut anfühlen, wenn du deinen Po streichelst, ohne deinen Anus miteinzubeziehen.
- ➜ Vielleicht magst du es, wenn du deinen Po in deinen Händen spürst, du ihn sanft berührst oder streichelst?
- ➜ Es kann reizvoll sein, eine Feder, ein Stück Stoff oder Leder über den Po zu führen. Das kannst du auch bei der Vagina und Vulva ausprobieren.

INNENSCHENKEL

- ➜ Jetzt wechseln wir die Etage und fahren mit den Händen an den Innenoberschenkeln hinunter. Dieser Bereich kann eine Lustzone sein, die du durch Berührungen erwecken kannst.
- ➜ Vielleicht fühlt es sich gut an, wenn du über den Innenbereich deiner Schenkel fährst und dich langsam an deine Vulva herantastest. Auch hier können Federn, Stoffe oder andere Materialien zum Einsatz kommen.

RÜCKEN

- ➜ Nun wenden wir uns der Rückseite zu: Fahre mit deinen Händen den Rücken entlang – für viele ein lustvoller Bereich, denn die Nervenbahnen der Klitoris reichen bis zu unserem unteren Rücken.
- ➜ Für deine Hände ist der Rücken nicht sehr leicht zu erreichen. Damit sich die Berührungen für dich beim Solosex gut anfühlen, versuche, mit einem kleinen Massageball oder mit einer langen Feder deinen Rücken einzubeziehen.
- ➜ Du musst dich nicht verrenken! Vielleicht reicht es, wenn du überlegst, wie du deinem Rücken mehr Beachtung schenken kannst. Manchmal macht es auch einen Unterschied, auf welchem Untergrund du liegst oder eben nicht.

BAUCH

- → Wir wenden uns der Vorderseite zu und beginnen beim Bauch – ein sehr empfindliches Körperteil. Manche wollen an dieser Stelle gar nicht berührt werden, andere wiederum mögen Berührungen am und unterhalb des Bauches besonders gerne.
- → Du kannst also auch hier einmal testen, was sich für dich gut anfühlt und welche Berührungen du gerne beim Solosex miteinbauen willst.

BRÜSTE

- → Fahren wir mit unseren Händen hoch zu den Brüsten. Dieser Körperteil wird von vielen automatisch in ihrer Paarsexualität einbezogen, nicht aber in den Solosex. Deshalb kann es sich lohnen, diesen Bereich genauer zu betrachten. Sind deine Brüste eher empfindlich? Welche Berührungen fühlen sich gut an?
- → Probiere aus, welche Berührungen du wirklich gerne magst: Wenn du sie streichelst oder knetest? Manchmal mögen Menschen auch Druck, der in Form von Seilen oder anderem Material zusätzliche Reize bringt. Vielleicht möchtest du auch hier Gleitgel, Federn oder Nippelklipper nutzen? Deine Brustwarzen können sehr empfindlich sein und es kann sein, dass du es nicht magst, wenn du sie mit zu viel Druck berührst. Teste für dich, was dir Lust bereitet. Gleitgel kann dir dabei helfen.

HALS

- → Der Hals ist ein sehr sensibler und gefühlvoller Bereich, einige sind dort aber auch kitzelig. Streiche mit deinen Händen am Hals entlang, gerne auch mit einem Gegenstand, wie beispielsweise einer Feder oder einen Eiswürfel.

DEIN GESICHT

- ➜ Fahre mit deinen Händen über dein Gesicht, wo wir viele empfindliche und lustvolle Punkte haben, wie zum Beispiel die Lippen oder deine geschlossenen Augen. Du kannst mit deinen Lippen deine Haut an den Händen oder Armen ertasten.
- ➜ Bekommst du ein Gefühl dafür, wo du im Gesicht berührt werden möchtest und wo nicht?
- ➜ Du kannst dein Gesicht – ebenso wie deinen Körper – lustvoll eincremen oder mit einer Feder berühren. Mit deinen Lippen kannst du etwas schmecken, mit deiner Nase an etwas riechen. Nimm etwas, was dir Lust bereitet und deine Sinne anspricht: Was schmeckst du gerne? Was riechst du gerne? Verwende Duftöle, Duftkerzen oder geschmackvolle Gleitgele. Auch deine Ohren gehören zu deinem Gesicht, stimuliere deine auditiven Sinne mit schöner Musik! Du kannst all deine Sinne einsetzen, um dich und deinen Körper lustvoll zu erkunden. Unser Gesicht kann so viel mehr, als es auf den ersten Blick scheint.

HÄNDE

- ➜ Wir schenken in der Regel unseren Händen zu wenig Beachtung, was schade ist, denn sie sind sehr empfindsam.
- ➜ Berühre alle einzelnen Finger, ziehe ein wenig an ihnen und streiche an ihnen entlang. Eine Handmassage kann sehr lustvoll und erregend sein.

EROTISCHES GEDANKENSPIEL – WIE UNS FANTASIEN HELFEN

Damit du dich intensiver auf deinen Solosex einlassen kannst, wenden wir uns sexuellen Fantasien zu. Sexuelle Fantasien sind Bilder, die du dir vorstellst und dich sexuell reizen. Aber sexuelle Fantasien sind nicht nur visuelle Reize, das können auch Geräusche, Gerüche und Berührungen sein. All deine Sinnesorgane und deine Sinneswahrnehmungen spielen eine entscheidende Rolle. Sexuelle Fantasien können wir für unsere Lust und unsere Erregung nutzen und sie können dir beim Solosex ein nützliches Instrument sein, damit du dich deiner sexuellen Energie ganz hingeben kannst. Sexuelle Fantasien können als Wegweiser deiner Wünsche dienen und stehen für Dinge, die du ausprobieren möchtest. Sie unterstützen dich auch dabei, damit du dich beim partnerschaftlichen Sex gut fühlen kannst. Sexuelle Fantasien zeigen Erinnerungen, Sehnsüchte, aber auch Wünsche, die du gar nicht umsetzen möchtest. Sie sind sehr komplex und bieten eine Menge Informationen, wie du Lust empfindest. Sie tauchen in der Nacht oder im Tagtraum auf, du kannst sie aber auch bewusst abrufen. Unsere sexuellen Fantasien werden von sehr vielen Faktoren beeinflusst und geprägt.

Ganz häufig höre ich von Klient*innen, dass sie keine Fantasien oder Wünsche haben. Das liegt nicht selten an der tief verankerten Scham. Menschen haben gerade in Bezug auf sexuelle Fantasien Angst, dass mit ihnen etwas nicht stimmt und ihre Fantasie »krank« oder »abnormal« ist. Diese Sorgen und Ängste können extreme Blockaden verursachen und dazu führen, dass der Zugang zur sexuellen Lust fehlt. Wenn du das Problem kennst, kann ein erster Zugang zum Beispiel eine Erinnerung an ein schönes sexuelles Erlebnis sein. Vielleicht sind deine sexuellen Fantasien aber auch sehr präsent und du hast einen guten Zugang zu ihnen.

Sexuelle Fantasien können ganze ausgedachte Geschichten sein, nur eine kleine, ganz zarte Erinnerung oder ein kurzes Bild vor deinem inneren Auge. Manchmal trifft uns eine Berührung oder ein Blick, vielleicht im Zug oder bei der Arbeit. Sexuelle Lust, Erregung und Fantasien sind sehr vielfältig und individuell. Für manche sind sexuelle Erinnerungen wie ein eigener Porno, den sie anschalten können, um direkt zur Sache zu kommen. Für andere sind es Tagträume, in denen man sich verliert und die vielleicht mehr unsere Sexualität ansprechen als unsere Genitalien, und viel über das Grundbedürfnis nach Nähe und Liebe aussagen. Eine meiner Klientinnen sieht sich immer Filme aus den 1990er-Jahren an, wenn sie sich nicht gut fühlt. In diesen Filmen geht es darum, dass der Mann die Frau versucht zu erobern. Im Laufe der Therapie kamen wir darauf, dass diese Filme ihre erotischen Fantasien sind und ihre Sehnsüchte nach Berührung und Eroberung zeigen. Diese Sehnsüchte fand sie häufig auch in den Pornos, die sie sich anschaute. Es kann sich lohnen, sich mit seinen Sehnsüchten und Grundbedürfnissen in Bezug auf die eigene Sexualität auseinanderzusetzen. Deshalb spielen in unseren sexuellen Fantasien nicht nur die genitalen Berührungen und Wünsche eine Rolle, auch die emotionale Erregung und die Grundbedürfnisse. Was denkst du: Welche hat die größere Zugkraft? Die emotionale oder die rein sexuelle Ebene? Vielleicht ist es aber auch ein Mix.

Deine sexuellen Fantasien können auch Teile deiner Persönlichkeit und Identität prägen und gestalten. Zum Beispiel kann es sein, dass du dir immer vorgestellt hast, wie jemand aussehen muss, damit du in die Lust kommst, oder der Sex hat sich zu einer deiner sexuellen Fantasien entwickelt und ist zu einem Teil deiner Realität geworden. Sie können natürlich auch eine Flucht bieten, wie bei meiner Klientin und ihren Filmen aus den 1990er-Jahren. Etwas zu fantasieren, lässt uns aus der Realität entfliehen und beschützt uns, wenn wir in schwierigen Lebensphasen eine Zuflucht benötigen. Schon in der Kindheit prägt uns das, wenn wir uns eine Welt vorstellen, in der wir uns wohlfühlen. Dies wiederum kann sich auf deine sexuellen Fantasien auswirken, insofern es dir leichtfällt und du dich gut mit deinen Fantasien fühlst oder du eher schlechte Erinnerungen damit verbindest. Fantasien und auch sexuelle Fantasien können uns also in einen Zustand versetzen, in dem das Gedachte und Imaginierte Realität wird. Wir lernen, wer wir sind. Das zeigt mal wieder, dass Sexualität so viel mehr als nur Sex ist und so viele Bereiche unserer Identität und Persönlichkeit anspricht. Sexualität ist individuell und mithilfe der sexuellen Fantasien kannst du deine eigene erforschen. Sexuelle Fantasien können uns also auch beruhigen, Trost schenken und uns ein positives Gefühl geben.

ÜBUNG:

SEXUELLE FANTASIEN ERKUNDEN

Überlege, welche Fantasie, welcher Gedanke oder welches Gefühl dich in irgendeinem Ansatz berührt oder Lust verspüren lässt. Wenn du möchtest, kannst du dir ein paar Notizen machen. Du kannst deine Fantasien aber auch nur vor deinem inneren Auge betrachten.

Hast du eine konkrete Idee, was es dir bringen könnte, dich mit deinen sexuellen Fantasien auseinanderzusetzen?

....

....

....

....

....

Überlege, welche Erinnerungen oder Ideen dir ein gutes sexuelles Gefühl geben, und notiere diese Ideen, wenn du möchtest.

....

....

....

....

Fühlst du dich gut oder eher weniger gut, wenn du über sexuelle Fantasien nachdenkst? Und hast du eine Idee, warum das so ist?

....

....

....

....

ÜBUNG:

AUF SEXUELLE FANTASIEN FOKUSSIEREN

Um deine sexuellen Fantasien genauer zu betrachten und kennenzulernen, kannst du dich über folgende Fragen annähern:

1. Wann hast du Zugriff auf deine sexuellen Fantasien?

....

....

....

....

....

2. Kannst du sie bewusst hervorrufen oder kommen sie automatisch?

....

....

....

....

....

3. Wäre es dir lieber, wenn sie automatisch kämen oder wenn du sie kontrollieren könntest?

....

....

....

....

....

4. Hast du diese Fantasien nur bei sexueller Erregung oder auch in anderen Situationen?

....

....

....

....

....

5. Kennst du das Gefühl deiner Fantasie auch aus anderen Kontexten in deinem Leben?

....

....

....

....

6. Kannst du auf deine sexuellen Fantasien zugreifen, wenn du gestresst bist?

....

....

....

....

....

....

....

Schamhafte Gefühle, die du noch nicht ganz verstehst, kannst du hier beschreiben.

....

....

....

....

....

....

....

Nachdem wir auf die schamhaften Teile deiner Fantasien geschaut haben, möchte ich dir vorschlagen zu prüfen, welche guten Gefühle in dir angesprochen werden, wenn du über deine sexuellen Fantasien nachdenkst. Falls starke Emotionen wie Trauer oder Wut an die Oberfläche kommen, bedenke, dass es heilsam sein kann, sie zu erleben und nicht gleich wieder wegzuschieben. Gerade dann, wenn du schlechte Erfahrungen oder übergriffiges Verhalten erlebt hast. Es ist auch normal, wenn diese Erinnerungen Teil deiner Fantasien sind.

Überlege, welche Teile deiner sexuellen Fantasie du aus deiner gelebten Sexualität bereits kennst und welche du noch nicht erlebt hast, du aber eine starke Sehnsucht danach hast. Welche Teile deiner Fantasie sollen auch wirklich Fantasie bleiben?

....

....

....

....

Welche sexuellen Wünsche haben sich für dich nun ergeben, die du gerne einmal ausleben möchtest? Welche davon beziehen sich nur auf deinen Solosex? Tabea kam mit Orgasmusschwierigkeiten zu mir, sie beschrieb sich selbst als sehr offen und als stark sexuellen Menschen. Sie hat oft und viel Sex. Der Verlust des Orgasmus trat mit der Trennung ihres Ex-Freundes ein. Sie hatte Lust auf Sex, erlebte aber während des sexuellen Aktes plötzlich eine Blockade. Eine große Scham überkam sie, es kam ihr so vor, als würde ein Garagentor ganz plötzlich runtergefahren. Das erlebte sie auch beim Solosex. Diese Blockade tauchte immer dann auf, wenn ihr Orgasmus im Fokus stand, wenn es darum ging, »fertig zu werden«, wie sie es selbst beschrieb. Während der Therapie fanden wir gemeinsam heraus, dass Tabea dann Schwierigkeiten hatte, wenn ihre Sexualität, ihr Verlangen und ihre Identität im Fokus standen – wenn es also um sie ging. Ihr fiel es enorm schwer, ihre Erregung in den Mittelpunkt zu stellen.

Wir erarbeiteten behutsam ihre sexuellen Fantasien und fanden heraus, dass ihre Sinne vor allem auf Berührungen, Atmosphäre und Emotionen geschult waren. Eine lustvolle Vorstellung war es, in einem Hotelzimmer mit einem Mann eine sehr sinnliche Zeit zu erleben, mit Champagner und gutem Essen. Ein Schaumbad, Badmäntel, die die nackte Haut berührten, und Kerzenschein im Zimmer. In dieser Fantasie standen ihre Lust, ihr Verlangen und ihre ganzen Sehnsüchte im Fokus. Tabea entschied sich, für sich alleine ein Hotelzimmer zu buchen und die Zeit nur mit sich zu verbringen. Tabea hat verstanden, was für sie relevant ist, wonach sie sich sehnte.

Vielleicht hast du inzwischen neue Ideen deiner sexuellen Fantasien bekommen – oder sogar schon neue Erkenntnisse? Wie kannst du sie für dich nutzen? Deine sexuelle Fantasie gehört nur dir und du kannst darüber bestimmen, was du damit machen möchtest. Eine Möglichkeit ist, dass du sie dir während deines Solosex abrufst, dich ganz bewusst deiner Fantasie hingibst und für dich genießen kannst. Deine Fantasie kann dir also dabei helfen, in deine sexuelle Lust zu kommen, vielleicht sogar zu deinem Orgasmus. Eine weitere Möglichkeit ist, dass du deine sexuelle Fantasie aufschreibst, so als würdest du deinen eigenen Erotikroman verfassen. Es kann sehr erregend sein, deine sexuelle Fantasie zu notieren und dabei Neues über dich und deine Sexualität herauszufinden. Dafür können dir folgende Anhaltspunkte helfen:

1. **Wo befindest du dich?**
2. **Was siehst du? Wie ist die Atmosphäre?**
3. **Bist du alleine oder sind andere Personen anwesend?**
4. **Was passiert in der Szene? Wie bist du an diesen Ort gekommen?**
5. **Was möchtest du machen? Was machen die anderen Personen?**
6. **Hast du Sextoys? Findet Penetration statt oder sind es ausschließlich Berührungen?**
7. **Sind deine Augen verbunden? Wenn nicht, schaust du nur zu?**
8. **Welche Vorstellung findest du besonders erregend?**
9. **Wie bewegst du dich?**
10. **Wie fühlst du dich dabei?**

Manchmal ist es erregend, eigene Gedanken niederzuschreiben und sie danach zu vernichten. Vielleicht schreibst du sie dir in ein Lusttagebuch oder auf ein Stück Papier und legst sie ins Buch und schaust sie dir nach einiger Zeit noch mal an? Vielleicht möchtest du sie dann sogar verändern oder deine sexuellen Fantasien haben sich entwickelt?

LUST LERNEN

Kannst du es genießen, wenn du dich selbst oder andere dich berühren? Oder begibst du dich in eine Haltung der Abwehr, sodass du diese Berührungen gar nicht erst spürst, sie sogar verdrängst? Wie präsent bist du, wenn du Nähe, Sexualität und Berührungen wahrnimmst? Viele meiner Klient*innen sind während des Sex nicht ganz anwesend, weil sie sich selbst und andere bewerten, sich vergleichen und unter Leistungsdruck stehen. Dass all diese Faktoren die Lust beeinflussen, haben wir in Abschnitt »Bedürfnisse und Lust« (ab Seite 126) eingehend beleuchtet. Jetzt ist es an der Zeit, dass wir alle Puzzleteile zusammenfügen und wir uns mit unserer sexuellen Energie und unserem Verlangen verbinden. Du hast dich mit deiner Sexualität beschäftigt, sie eingehend erkundet und vielleicht sogar schon herausgefunden, wie sie beschaffen ist, welche Themen dich geprägt und welche Botschaften dich beeinflusst haben. Du darfst dich nun ganz nach innen richten und die Themen und Botschaften aussortieren, die nichts mit dir zu tun haben. Vielen meiner Klient*innen und auch mir selbst hilft auch das Wissen über die anatomischen Gegebenheiten der Geschlechtsteile und die damit verbundenen Mythen. Nimm all deine Gefühle so wahr, wie sie kommen, wenn du deinem Körper begegnest. Alle Gefühle sind in Ordnung. Wenn du beispielsweise bemerkst, dass sich dein Körper verkrampft, ist es wichtig, dass du pausierst, unangenehme und unerwünschte Gefühle zulässt, sie wahrnimmst und akzeptierst. Es ist okay, wenn dein Körper Zeit benötigt. Du darfst aber auch wissen, dass du diese Berührungen genießen darfst. Es ist in Ordnung, Lust zu verspüren und erregt zu sein. Das ist Teil unserer menschlichen Natur! Es ist in Ordnung, Lust zu wollen und dabei verletzlich zu sein.

Beobachte, welche Berührungen deinen Körper ganz von alleine in Bewegung bringen. Berühre deinen Körper und spüre, was passiert. Wie reagiert dein Körper auf den Kontakt deiner Hände? Möchte er weitere Berührungen? Oder spürst du Widerstand? Bewegt sich der Körper automatisch? Spürst du deinen Atem? Du kannst all die Übungen und dein Wissen aus diesem Buch einsetzen, um deinen Körper in Gänze wahrzunehmen. Lust und Erregung setzen sich aus so vielen kleinen Puzzleteilen zusammen, es ist okay, wenn du nicht zu allen Bereichen denselben Zugang findest. Du darfst dich in deinem Tempo auf diese Reise begeben. *Du* hast keinen Zeitdruck, es ist okay, kleine Schritte zu gehen. Versuche, deinen Sex und deine Sexualität neu zu denken. Mithilfe der folgenden Übung lernst du zu verstehen, warum sich Sex – egal ob mit dir selbst oder anderen – manchmal nicht gut anfühlt. Wenn du dich zum Beispiel nicht sicher fühlst. Diese Gründe können vielfältig und individuell sein und du kannst dir folgende Frage stellen: Was brauchst du, um dich beim Sex sicher und gut zu fühlen?

ÜBUNG:

ENTSPANNUNG & KÖRPERWISSEN

1. SCHRITT: LERNE DEINEN KÖRPER VON SEINER EINFÜHLSAMEN SEITE KENNEN

Lege dich auf den Rücken. Sorge dafür, dass du ungestört bist und sich die Atmosphäre des Raumes gut für dich anfühlt. Du entscheidest selbst, ob und welche Kleidung – schöne Unterwäsche oder Leggings und T-Shirt – du trägst. Nimm deinen Körper und deinen Rücken wahr, auf dem du liegst. Lege nun deine Hand auf deine Vulva. Entspanne dich und versuche, einige Minuten so dazuliegen. Beobachte, welche Gedanken kommen. Wie fühlst du dich nun, nach all dem, was du über deinen Körper erfahren hast?

2. SCHRITT: LASS DEINE FINGER SPIELEN

Fahre nun mit deinen Fingern in deine Vagina hinein und nimm sie mit deiner Vagina bewusst auf. Wie fühlt es sich an? Bist du entspannt? Oder verkrampft sich dein Körper automatisch? In diesem Fall kannst du deine Finger aus der Vagina herausnehmen. Was du benötigst, um bei dieser Übung zu entspannen – nimm dir für diese Überlegungen die Zeit, die du brauchst.

3. SCHRITT: LASS DEINEN KÖRPER SPIELEN

Während du nun entspannt auf dem Rücken liegst und deine Finger spürst, kannst du beobachten, welche Bewegungen und Berührungen du ganz automatisch machen möchtest. Vielleicht stellt sich eine Erregung ein? Kannst du spüren, wie sich deine Vagina befeuchtet? Vielleicht nimmst du Lust wahr? Oder spürst du einfach ein gutes und sicheres Gefühl? Spüre deinem Atem nach und beobachte deinen Körper, wie er sich in dieser Situation fühlt.

ENTDECKE DEINE SINNLICHKEIT

Es wird oft vermittelt, dass häufiger Sex in Partnerschaften die Gesundheit fördert. Wenn allerdings Singlefrauen viel Sex haben, werden sie als schlampig bezeichnet, Solosex wird dann als ein Manko gesehen: keinen Partner zu haben. Frauen, die Sex mit Frauen haben? Werden häufig in ihrer Sexualität nicht ernst genommen oder »stecken in einer Phase« – bis sie wieder richtigen Sex mit einem Mann haben. Kein Wunder also, dass wir uns mit unserer Lust und Sinnlichkeit wenig verbunden fühlen. Wir haben uns schon gemeinsam auf den Weg gemacht, dass du einen besseren Zugang zu deiner Lust, Sinnlichkeit und Erregung findest, indem du die gesellschaftlichen Konstrukte sexueller Bilder aufbrichst, Mythen hinterfragst und so die Möglichkeit hast, aus dem Gedankenkarussell herauszukommen. Sinnlichkeit bedeutet nichts anderes, als deine Sexualität mit all deinen Sinnen wahrzunehmen – deinen Körper, deine Lust –, und sie nicht mit deinen Gedanken zu analysieren. In dieser Entfaltung steckt auch der Schlüssel für deine erotische Kompetenz.

Jeder Mensch hat Kompetenzen in verschiedenen Bereichen, neben Intelligenz und motorischen Fähig- und Fertigkeiten gibt es auch die emotionale Intelligenz sowie erotische Kompetenzen. Die erotische Kompetenz bezieht sich also auf die Fertig- und Fähigkeiten, die du für deine Lust und für die Beziehung zu anderen Menschen gelernt hast und nutzen kannst – zum Beispiel, wie du Bindungen zu anderen eingehen kannst. Was hast du gelernt, was gute Beziehungen sind? Wie sind deine Bezugspersonen mit Bindung, Nähe und Zärtlichkeiten umgegangen? Die erotische Kompetenz ist aber nicht nur nach außen gerichtet, sie beschreibt auch, wie du Nähe zu dir selbst aufbauen kannst oder wie du mit Trauer und Wut umgehst. Deine sexuelle Kompetenz kann zum Beispiel auch beschreiben, inwieweit du dir Hilfe holst bei Fragen in Bezug auf Sexualität, Beziehung und Körper. Im Laufe dieses

Buches hast du dich bereits mit vielen Bereichen deiner sexuellen und erotischen Kompetenzen befasst. Diese Übung soll dich befähigen, deine Sinnlichkeit und Lust voll und ganz wahrzunehmen und zu spüren.

ÜBUNG:

ENTDECKE DEINE SINNLICHKEIT

Auf welchem Sinneskanal bist du gut erreichbar? Denke an deine letzte sexuelle Begegnung zurück: Was erregt dich auch heute noch daran? Sind es Berührungen, Gerüche oder Blicke?

....

....

....

....

Was daran empfindest du als besonders sinnlich? Sind es die sinnlichen Wahrnehmungen oder ist es die Atmosphäre? Spricht dich deine eigene Lust oder die deiner Partner*innen an?

....

....

....

....

Welche Ausstrahlung möchtest du auf andere haben? Erregt es dich, wenn du merkst, dass du begehrt wirst? Welche Sinne möchtest du bei anderen Menschen ansprechen? Wie willst du wahrgenommen werden?

....

....

....

Und strahlst du dies schon aus? Oder möchtest du dafür in Zukunft noch weitere Kompetenzen erlernen?

....

....

....

....

Du hast nun überlegt, über welche Sinnesorgane deine Lust und Erregung besonders angesprochen werden. Überlege, wie du diese noch mehr in dein Leben und deine Lust integrieren kannst. Es kann zum Beispiel sein, dass du es besonders erregend und sinnlich findest, wenn du deine Brüste massierst oder sie massiert werden. Nun kannst du überlegen, wie du diese Berührungen in deinem Alltag und in deinem Sexleben – egal ob mit dir oder anderen Menschen – einbauen möchtest. Um deine Sinne, Lust und letztendlich deine Sinnlichkeit zu aktivieren, braucht es also eine gute Selbstbeobachtung und -wahrnehmung. Wenn du den Mut findest, diese Sinnlichkeit auszuleben, kannst du sie aktiv in deine Sexualität und deinen Alltag einbeziehen.

Eine meiner Klientinnen wünschte sich eine sanftere und liebevollere Begegnung mit sich selbst und anderen Menschen. Sie hatte bislang immer das Gefühl, besonders tough und stark sein zu müssen, auch ihr Sex lief nach diesem Muster ab – hart und wild. Sie sehnte sich aber nach Liebe und Zuneigung, nach Gemeinschaft und Sinnlichkeit. Als wir diesen Wunsch für sie herausarbeiten konnten, schaffte sie aktiv Räume in ihrem Alltag, indem sie sich liebevoll um sich selbst kümmerte, ihre Sorgen und Ängste wahrnahm und diese anerkannte. Sie beschäftigte sich viel mit dem Thema Weiblichkeit und verband sich so mehr und mehr mit ihren Sinnen und Wünschen. Vielleicht hast du nun auch ein paar Ideen bekommen, wie du aktiv mehr Sinnlichkeit und Lust in deinen Alltag integrieren kannst? Es kann dir helfen, mit

Zeit und Geduld an die Sache heranzugehen. Sei dabei behutsam und versuche bewusst, deinen Sinnen zu erlauben, sich zu öffnen. Wenn du den Wert daran schätzt, etwas Neues zu entdecken, kannst du dich bewusster damit befassen. Und denke daran, dass es ebenso gute Gründe haben kann, diese Sinnlichkeit momentan nicht in dein Leben zu lassen. Es kann sein, dass du momentan noch andere Themen bearbeiten darfst.

ALLES PORNO, ODER WAS?

Im Abschnitt »Atmung und Lust« ab Seite 139 haben wir uns bereits mit Pornos beschäftigt und festgestellt, dass sie neben all den Schwierigkeiten genauso gut Lust und Fantasien anregen können. Die Filme können deine Wünsche offenlegen und dir helfen, deinen Körper und die deiner Partner*innen kennenzulernen. Pornos können dein Sexleben verändern, wenn du das möchtest. Es ist vollkommen in Ordnung, wenn du Mainstream-Pornos schauen möchtest. Was bedeutet Mainstream denn schon? Diese Kategorie macht es nur wieder zu etwas Abnormalem oder Schlechtem. Vor allem »frauenfreundliche« Pornos implizieren, dass Frauen eben lieber sanften und romantischen Sex mögen, was »feministische« Pornos in ein falsches Licht rückt. Beim feministischen Porno liegt der Fokus auf einer fairen Produktion und nicht auf »typischem, sanftem Porno für Frauen«.[74]

Pornokonsum wird zum Beispiel dann problematisch, wenn du durch zu viel Pornokonsum beim partnerschaftlichen Sex keine Erregung mehr spürst. Es kann sein, dass der Druck, den du beim Solosex auf dein Genital ausübst, beim partnerschaftlichen Sex nicht mehr ausreicht, um eine Befriedigung zu spüren, oder du beim Solosex immer stärkere Reize benötigst. Wie bei allem kann ein zu hoher Pornokonsum zu einer Sucht führen. Bedenke, dass eine Vagina nicht eng und hart, sondern weich und sanft ist. Zu viel Druck auf den Penis beim Solosex kann dazu führen, dass die Penetration sich weniger stark anfühlt. Ebenso können Druck und Anspannung auf die Vulva und Vagina dazu führen, dass dir sanfte Berührungen nicht mehr gefallen. Solltest du zum Beispiel jeden Tag mehrmals Pornos konsumieren müssen oder wenn du ständig Solosex hast, um zu entspannen, könnte es sehr hilfreich sein, eine Beratung oder Therapie aufzusuchen.

Manchmal können Pornos auch zu Streit und Verlustängsten in Beziehungen führen, deshalb ein Reminder: Deine Sexualität gehört nur dir und du darfst sie so ausleben, wie du möchtest. Sollten deine Partner*innen oder du selbst sich betrogen fühlen, wenn der andere Part Solosex hat, kann ebenso eine Beratung oder Therapie helfen zu verstehen, woher das Gefühl kommt. Es ist natürlich auch in Partnerschaften und Beziehungen vollkommen in Ordnung, seine eigene Sexualität zu haben. Es kann sich lohnen, zu erfragen, welche Sorgen und Ängste sich dahinter verbergen. Ich habe schon häufig gehört, dass Menschen Angst davor haben, selbst nicht zu genügen, oder Angst davor haben, dass der/die Partner*in beim Porno und Solosex etwas sucht, was in der Beziehung nicht vorhanden ist oder nicht ausgelebt werden kann. Ich habe einen Klienten, der sich nach mehr Sex sehnt und auf Solosex ausweicht, weil er das Gefühl hat, von seiner Partnerin nicht genügend Sex zu bekommen. Er hat bis zu fünfmal am Tag Solosex und beschreibt seine Partnerin als »das Problem«. Das erlebe ich häufig und das zeigt deutlich, wie wir die Beschreibung von »gesund« und »da stimmt etwas nicht« damit gleichsetzen, Sex oder keinen Sex zu haben. In diesem Fall wird deutlich, dass das Verhalten meines Klienten enormen Druck auslöst – bei ihm, nicht bei ihr. Ich verstehe diese Ängste und Sorgen dahinter, und doch kann es guttun, wenn sich jeder um seine eigene Sexualität kümmern darf. Niemand ist für deine Sexualität verantwortlich, dieser Gedanke kann auch frei machen.

ÜBUNG:

LERNE DEINE WÜNSCHE KENNEN

Über Pornos kannst du herausfinden, was dich visuell anspricht. Vielleicht entdeckst du Fantasien, die dich sehr reizen, die du aber noch nicht kanntest? Gibt es noch verborgene Sehnsüchte, Dinge, die du einmal ausprobieren möchtest? Falls du nach Inspiration suchst, schau dir doch mal folgende Seiten an, vielleicht findest du etwas für dich. Die Plattformen sind ethisch, sex-positiv und auf die weiblichen Bedürfnisse ausgerichtet.

1. Bright Desire: Die australische Macherin Ms Naughty stellt in ihren Filmen Intimität, Spaß, Vergnügen und die Verbindung der Menschen in den Vordergrund.
   Website: https://brightdesire.com
2. XConfession & Lust Cinema: Zuschauer*innen schicken ihre Fantasien ein, die von Darsteller*innen oder sogar von ihnen selbst umgesetzt werden. Hinter diesem Projekt steht die bekannte Pornofilm-Regisseurin Erika Lust.
   Website: https://xconfessions.com
3. Cheex: Im Fokus dieser Streamingplattform stehen authentische Pornos für Frauen.
   Website: https://getcheex.com
4. PinkLabel.TV: Hier findest du Independent-Erotikfilme – von Soft- bis Hardcore.
   Website: https://pinklabel.tv
5. I Feel Myself: Der Orgasmus von Menschen mit Vulva steht im Mittelpunkt, und zwar ohne Fake!
   Website: https://ifeelmyself.com

6. Beautiful Agony: Ein Kunstprojekt, das ebenfalls echte Orgasmen von echten Menschen zeigt – aber nur deren Gesichter.
   Website: https://beautifulagony.com
7. A Four Chambered Heart: Kurzfilme mit künstlerischem Fokus, die auf besonders ästhetische Weise sexuelle Fantasien umsetzen.
   Website: https://afourchamberedheart.com
8. Hard Werk: Im Fokus dieser Plattform stehen, wie der Name schon sagt, ethische Hardcore-Filme.
   Website: https://www.hardwerk.com/
9. OMGyes: Auf dieser Seite gibt es wirklich viel zu entdecken und zu lernen, denn die Seite veröffentlicht Geschichten von Frauen, die erzählen, wie sie berührt werden wollen und wie sie zum Orgasmus kommen. Die Plattform bietet auch viele Umfragen und Studien zur weiblichen Sexualität.
   Website: https://www.omgyes.com

Eine sehr gute Möglichkeit, deine Fantasie auf anderen Kanälen anzuregen, sind erotische Hörgeschichten oder Hörbücher. Sie haben enormes Potenzial, weil sie all deine Sinne ansprechen und du so deine Sexualität erkunden kannst. Viele meiner Klient*innen finden es schön, dass sie dabei ihre Augen schließen und sich so ganz ihrer Fantasie hingeben können. Auch hier gilt: Es ist individuell, worauf du stehst, was dich erregt und dir Lust bringt. Es gibt keinen richtigen oder falschen Weg, nichts ist besser oder schlechter, es ist ganz alleine deine Entscheidung und deine individuelle Vorliebe. Prüfe, über welche Sinne du mehr angesprochen wirst. Ich empfehle euch einige Audio-Pornoseiten, die du dir genauer anschauen kannst:

1. Audiodesires: Die Plattform bietet eine Vielzahl an Hörspielen – von aufregenden Begegnungen mit Fremden über Spiele in der Natur bis zu Body Talks und Guides für Masturbationen ...
   Website: https://audiodesires.com/de/start/
2. Femtasy: Vor allem ein bewertungsfreier Umgang der Körper steht bei Femtasy im Vordergrund. Du findest von Soft- bis Hardcore-Geschichten alles, was du brauchst.
   Website: https://www.femtasy.com/de/
3. Fetischaudio: Hier findest du Sex-, Fetisch- und BDMS-Hörbücher.
   Website: https://www.fetischaudio.de
4. Ferly: Die britische App bietet Hörbücher, Podcasts und Übungen, die sexuelles Wohlbefinden fördern. Leider gibt es das Angebot nur auf Englisch.
   Website: https://weareferly.com
5. Sounds of Pleasure: Auf dieser Plattform findest du Stöhn- und Atemgeräusche und viele weitere lustvolle Sounds.
   Website: https://soundsofpleasure.tumblr.com/archive
6. Cheex: Neben Filmen findest du auf dieser Plattform auch unterschiedliche Hörgeschichten.

Vielleicht liest du gerne? Viele meiner Klient*innen lesen romantische Romane, in denen, man mag es kaum glauben, unendlich viele Sexszenen vorkommen. Und diese Szenen sind nicht immer so harmlos, wie das Cover vielleicht vermitteln möchte. Viele dieser Romane zeichnen leider Bilder toxischer Beziehungen. Nicht zuletzt seit *Fifty Shades of Grey* ist ein regelrechter Boom entstanden, in denen dominante Männer Frauen um den Verstand bringen. Du kannst für dich prüfen, welche Inhalte du konsumieren möchtest und welche Botschaften und Bilder von Beziehung und

Liebe du lesen magst. Erotische Literatur, die meine Follower*innen empfehlen:

1. Sophie Andresky: *Vögelfrei*
2. Janice Deaner: *Fünf Tage, fünf Nächte*
3. Anna Todd-Set: *Die After-Reihe*
4. Anaïs Nin: *Das Delta der Venus*
5. Benoîte Groult: *Salz auf unserer Haut*
6. Anaïs Nin: *Die verborgenen Früchte*
7. Belinda Blinked: *A modern story of sex, erotica and passion* (auf Englisch)
8. Nicholson Baker: *Haus der Löcher*
9. D. Darling: *DAHLIA Sammelband – a (bad) girl's diary*

Zum Abschluss noch ein toller Tipp: Gib einmal den Begriff »literotica« in gängige Buch-Suchmaschinen ein, du findest sicherlich etwas, das dich anspricht.

TOYS! TOYS! TOYS! DIE SPIELWIESE FÜR ERWACHSENE

Als Jugendliche wusste ich nichts mit den Sextoys anzufangen, die damals auf den Markt kamen. Ich konnte mir einfach nicht vorstellen, was der Mehrwert von einem Delfin in meiner Vagina sein sollte. Zum Glück sind Sextoys mittlerweile keine seltsamen Gegenstände mehr, die an Delfine, Hasen oder an ein viel zu langes Stück Holz erinnern … Der Vibrator ist keine Erfindung der Neuzeit, schon Kleopatra soll sich mit Gegenständen stimuliert haben, angeblich soll sie sogar Papyrusbeutel mit Bienen gefüllt haben.[75] Erinnert ihr euch an die sogenannte »Hysterie« (siehe Abschnitt »Die Geschichte der Lust und Sexualität« Seite 40 und 41) eine Diagnose, die Frauen im 19. Jahrhundert oft erhielten? Diese »Krankheit« sollte mithilfe von Stimulation »geheilt« werden, dafür massierten Ärzte den Genitalbereich, bis die Frau einen Orgasmus hatte. Um die Arbeit der Ärzte zu erleichtern, wurden Geräte entwickelt, die mit Dampf betrieben wurden. Die ersten Vibratoren waren also medizinische Geräte und die »Patient*innen« hatten keine Lust oder Spaß an dieser unfreiwilligen Stimulation der Klitoris und Vagina. Heute wissen wir, zum Glück, dass Solsoex gesund und lustfördernd ist und keineswegs eine medizinische Behandlung, die unter Aufsicht durchgeführt werden muss. Spätestens dank einer besonderen Szene in der Serie *Sex and the City* wurde Solosex mit Vibratoren salonfähig: Samantha benutzte ein Massagegerät für ihren Solosex, das eigentlich nicht als Sextoy gedacht war. Sie wollte das Gerät umtauschen, da es einen Defekt hatte. Mit dieser Szene gelang es Samantha und den Macher*innen der Serie, einen weltweiten Hype für Massagegeräte auszulösen. Bevor wir mit den vielen Toys starten, die ich dir vorstellen und empfehlen möchte, werfen wir einen Blick auf deine Masturbationsgeschichte. Lass uns schauen, wie bei dir alles anfing.

ÜBUNG:

TOYS! TOYS! TOYS!

Erinnerst du dich an deinen ersten Solosex? Wie hast du dich berührt? Wie bist du auf die Idee gekommen, dich selbst zu befriedigen? Wie hat es sich angefühlt?

....

....

....

War es dir peinlich oder hast du dich sofort gut und frei gefühlt? Gab es unangenehme Gedanken, die dich begleitet haben?

....

....

....

....

Eine häufige Sorge ist, dass wir erwischt oder beobachtet werden. Vielleicht erinnerst du dich an die Geschichte meiner Freundin, die immer das Gefühl hatte, beim Solosex beobachtet zu werden. Regelmäßig plagte sie ein schlechtes Gewissen. Vielleicht kennst du das auch? Welche negativen Gedanken verbindest du mit Solosex?

....

....

....

....

Benutzt du aktuell Toys? Wenn nein, warum nicht? Wenn ja, welche magst du gerne?

....

....

....

....

Kannst du dich erinnern, wann du zum ersten Mal ein Toy benutzt hast und was sich dadurch verändert hat?

....

....

....

....

Toys können hilfreich sein, um Neues zu entdecken, auch, um zum ersten Mal einen Orgasmus zu erleben, so wie meine Klientin Sina, die dank des Womanizers (oder Statisfyers) ihren ersten Orgasmus mit 32 Jahren hatte. Sie hatte sich zuvor zwar schon selbst berührt, aber immer mit einem komischen, unangenehmen Gefühl. Von klein auf wurde ihr beigebracht, dass es sich nicht gehört, sich als Mädchen an die Vulva zu fassen und sie zu berühren. Deshalb war für sie Solosex, wenn sie es mit ihren Händen probierte, enorm schamvoll, aber auch die Berührungen ihrer Partnerin fühlten sich nicht gut an. Während der Therapie besprachen wir, wie sie diese Scham überwinden konnte, und so probierten wir es mit einem Toy, ihre Hoffnung war es, ihre Blockade zu überwinden. Unser Ziel war aber, dass sich Sina auch mit ihren Händen wieder liebevoll oder lustvoll berühren konnte. Toys sind auf jeden Fall ein schönes Hilfsmittel, aber es kann Gründe geben, wenn wir uns nicht trauen, unseren Körper, insbesondere unsere Genitalien, lustvoll – oder einfach so – zu berühren.

Inzwischen gibt es unzählige Designs von verschiedenen Marken. Ich kann mir vorstellen, dass es nicht immer einfach ist, bei dieser enormen Auswahl das passende Toy zu finden. Ich finde es wichtig, auf die Produktionsbedingungen und Inhaltsstoffe der Geräte zu achten, da häufig Weichmacher benutzt werden. An erster Stelle steht dann, dass das Toy deinen Bedürfnissen und Wünschen entspricht. Soll das Toy vibrieren? Möchtest du es alleine oder mit Sexualpartner*innen benutzen?

KLASSIKER FÜR VULVA UND VAGINA

Der klassische Vibrator wird von der Vagina (oder dem Anus) aufgenommen und kann auf Vulva, Penis, Po oder Hoden gelegt werden. Frühere Modelle wurden mit Batterie betrieben, heute haben Vibratoren meist Akkus, die über USB-Anschlüsse aufgeladen werden. Sie können via App gesteuert werden oder haben Fernbedienungen. In der Regel verfügt ein Gerät über mehrere Vibrationsstufen sowie unterschiedliche rhythmische Einstellungen. Für manche ist eine monotone Vibration genau richtig, andere mögen rhythmische Veränderungen. Es kann sein, dass dich ein unregelmäßiger Rhythmus total verwirrt, genauso gut kann das auch ein monotoner Rhythmus bewirken. Manche mögen einen stärken Druck auf der Vulva, anderen ist die Vibration zu stark oder werden dadurch unempfindlicher für leichte Berührungen (was wieder abtrainiert werden kann). Probiere es also einfach einmal aus und teste, was dir guttut.

Wenn dir die Vibrationen zu stark sind oder du das Gefühl hast, dass deine Klitoris unempfindlicher wird, kannst du auch einen Dildo ausprobieren. Die gibt es zum Beispiel aus Rosenquarz. Dieser Stein ist in der Lage, sich deiner Körpertemperatur anzupassen. Du kannst mit einem Dildo vor allem die G-Fläche oder Zervix erreichen und stimulieren. Auch das Gewicht spielt für einige eine Rolle, denn ein Dildo aus Edelstahl, Rosenquarz oder Glas ist in der Regel deutlich schwerer als zum Beispiel aus Silikon. Vor allem dann, wenn du squirten möchtest, bieten sich diese Toys an.

Aus therapeutischer Sicht möchte ich dir Vibratoren empfehlen, die sich für dich gut anfühlen. Wenn du lieber nichts mit deiner Vagina oder deinem Anus aufnehmen möchtest, dann verzichte darauf und schaue, was die Welt der Toys noch so für dich bereithält.

AUFLEGEVIBRATOREN FÜR DIE VULVA

Für viele meiner Klientinnen sind Vibratoren für die Klitoris, die sie auf ihre Vulva legen, besonders erregend und lustvoll. Sie stimulieren über leichte Berührungen und du kannst sie in Rücken- oder Bauchlage benutzen. Ein leichtes Silikon, das auch für medizinische Produkte verwendet wird, eignet sich besonders gut, weil deine Vulvalippen weich umfasst werden und sich die Stimulation so auch weich anfühlt. Es gibt sie in unterschiedlicher Biegung, Größe und Form – letztlich ist es Geschmackssache, was dir gefällt und welche Punkte du damit stimulieren möchtest. Zum Beispiel nur einen Teil der Klitoris oder die gesamte Vulva? Auflegevibratoren können für alle Genitalien und Bereiche genutzt werden und auch, ebenso wie ein Vibrator, beim gemeinsamen Sex verwendet werden.

SUCK IT! DEINE VULVA STEHT IM MITTELPUNKT

Orgasmusgarantie? Ja, so lautet das Versprechen der Hersteller*innen von Druckwellenvibratoren. Sie fühlen sich an, als würde sich die Haut an der Öffnung des Vibrators leicht einsaugen. Auch hier gibt es mittlerweile unterschiedlichste Größen von verschiedenen Hersteller*innen. Achte beim Kauf darauf, dass die Öffnung der Größe entspricht, die du stimulieren möchtest.

TOYS FÜR ZERVIX, G-ZONE UND CO.

Zervix, Prostata oder Vagina kannst du natürlich mit deinem Finger stimulieren, doch manchmal reicht die Länge deiner Finger nicht, um bis zur Zervix vorzudringen, vor allem nicht, wenn du erregt bist und die Vagina doppelt so groß wird. Hinzu kommt, dass sich der Uterus aufstellt und die Zervix, die G-Zone und andere Bereiche der Vagina mit dem Finger nicht erreichbar sind. Hier ein Reminder: Du musst dich nicht mit Toys befriedigen, um deine Sexualität voll und ganz zu erkunden. Tue immer das, was sich für dich gut anfühlt.

Um den Bereich rund um deine G-Zone und Zervix »aufzuwecken«, kannst du zum Beispiel mit Liebeskugeln (oft auch Yoni-Eier genannt) starten. Es gibt sie in unterschiedlichen Materialien und Größen wie Silikon oder Rosenquarz und du kannst mit ihnen deinen Beckenboden stärken, aber eben auch die G-Zone oder die Zervix stimulieren. Wenn du sie eingeführt hast, kannst du durch gezielte An- und Entspannung deine Muskeln trainieren. Aber übe vorsichtig, deine Vagina kann auch Muskelkater bekommen, und das kann schmerzhaft werden. Ich empfehle, Liebeskugeln nur einige wenige Minuten am Tag zu benutzen, am besten im Stehen. Wenn du mit Liebeskugeln hauptsächlich trainieren möchtest, kannst du welche aus Silikon wählen, die eingebaute Gewichte haben und sich beweglich in den Kugeln rollen. Natürlich können Liebeskugeln auch nur spielerisch zum Lustgewinn und bei Erregung eingesetzt werden.

TOYS FÜR ANALSPIELE

Du kannst für den Anus und Dammbereich Vibratoren, Auflegevibratoren oder Dildos nutzen, wichtig ist aber, dass du weißt, dass der Anus einen Schließmuskel hat und Objekte verschwinden lassen kann. Versichere dich, dass alles, was du in deinen After einführen möchtest, auch dafür geeignet ist, um Verletzungen zu vermeiden. Analplugs können beispielsweise länger im Anus getragen werden, ohne zu verschwinden. Sie gibt es in verschiedenen Größen, Gewichten und Materialien wie Silikon oder Metall. Beim Analspiel ist es wichtig, dass du Gleitgel aufträgst, um Verletzungen und Schmerzen zu vermeiden.

WAS GIBT ES NOCH?

Sex ist eines der wenigen Bereiche, in denen Erwachsene spielen dürfen, weshalb wir vermutlich auch von Toys – Spielzeug – sprechen. Deiner Spielwiese und deinen Fantasien sind keine Grenzen gesetzt. Egal, ob du auf (Solo-)Rollenspiele stehst und zusätzliche Verkleidungen oder Gegenstände in dein Spiel einbeziehen möchtest: Alles ist erlaubt, was dir selbst und anderen nicht schadet. Es gibt zum Beispiel neben den vielfältigen Toys auch vibrierende Kissen, die du als Unterlagen verwenden kannst. Du kannst dich in Bauchlage begeben und das Kissen zwischen deine Beine pressen, sodass die Klitoris stimuliert wird. Du kannst dich auch auf den Rücken legen und damit den Analbereich bespielen.

DEIN SEXUELLES SKRIPT

Jeder Mensch hat ein individuelles sexuelles Skript. Vielleicht klingt das zunächst etwas komisch, es kann dir aber helfen, dich und deine Sexualität noch besser zu verstehen. Ein sexuelles Skript beschreibt all deine Erfahrungen, deine ganz individuellen Interessen, wie du Sexualität lebst und deine sexuellen Stimuli, also was dich eigentlich erregt. Alles, womit du dich in diesem Buch beschäftigt hast. Jeder Mensch hat ein eigenes Skript und keines gleicht dem anderen. Diese Tatsache macht es übrigens manchmal so kompliziert, eine gemeinsame erfüllte Sexualität zu leben, weil manche Menschen einfach nicht sofort matchen und ihre sexuellen Skripte einfach nicht so gut zusammenpassen. Das bedeutet nicht das Ende einer Beziehung, sondern vielmehr die Chance, sich kennenzulernen und die Kommunikation zu verbessern. Die meisten meiner Klient*innen haben unterschiedliche Skripte, und das ist wirklich total normal.

Dein sexuelles Skript kann sich jederzeit verändern, Neues kann hinzukommen. Bei vielen Menschen bleiben einige Punkte aber immer bestehen, wie zum Beispiel die sexuelle Orientierung, die auch durch gesellschaftliche Normen und Werte geprägt werden kann und nicht immer der tatsächliche Wunsch oder die Sehnsucht eines Menschen ist. Wie so oft haben unsere kulturellen Werte und Normen einen wichtigen Einfluss auf dein sexuelles Skript.

Mit der folgenden Übung bekommst du einen umfassenden Überblick, wie dein sexuelles Skript momentan aussieht. Vielleicht fließen bereits neue Erkenntnisse, Ideen, Sehnsüchte, die du beim Lesen entwickeln konntest, in dein Skript, die du integrieren möchtest. Alles ist möglich und du entscheidest, wohin die Reise geht.

ÜBUNG:

WER WILLST DU SEXUELL SEIN, WER BIST DU SEXUELL?

1. Welchen Zugang hast du zu deiner Lust und zu deiner sexuellen Erregung?

....

....

....

....

2. Hast du bereits neue Erkenntnisse deinem Skript hinzugefügt?

....

....

....

....

3. Auf welche sexuelle Reize reagiert deine sexuelle Fantasie?

....

....

....

....

4. Auf welche sexuelle Reize reagiert dein Körper?

....

....

....

....

5. Welchen Ablauf von Solosex/Sex hast du gelernt? Welchen Ablauf bevorzugst du?

....

....

....

....

6. Welche sexuellen Erfahrungen prägen deinen Solosex?

....

....

....

....

7. Welche Geschlechtsidentität würdest du dir geben?

....

....

....

....

8. Und welche sexuelle Orientierung?

....

....

....

....

9. Hat sich diese in deinem Leben verändert?

....

....

....

....

10. Welche Informationen über deine Sexualität findest du schockierend?

....

....

....

....

....

11. Inwieweit beeinflusst dich deine Bindung in deiner Sexualität?

....

....

....

....

....

12. Welchen Bereich deiner Sexualität hast du noch nicht verstanden?

....

....

....

....

....

13. Möchtest du darüber mehr erfahren oder lieber nicht?

....

....

....

....

....

....

ÜBUNG:

DEIN SEXUELLER RAUM

Um dich mit deiner Sexualität und deinen Wünschen auseinanderzusetzten, kann es hilfreich sein, wenn du dich in deinen imaginären Raum der Lust und Sexualität begibst. Diese Übung kann dir helfen, deine Fantasien, Wünsche und Sehnsüchte zu erkunden, und hilft dir zu verstehen, welche Themen du während deiner Lustreise vertiefen möchtest. Ich habe das Modell bei meiner Ausbilderin Angelika Eck kennengelernt und möchte es nun – mit meinen eigenen Gedanken – an euch weitergeben. Dein sexueller Raum kann in deiner Fantasie stattfinden, du kannst ihn aber auch tatsächlich auf einem Papier aufzeichnen. Das ist ganz dir überlassen, tue es so, wie es sich für dich gut und richtig anfühlt. Vielleicht kannst du dich beim Lesen schon damit befassen oder zu einem späteren Zeitpunkt.

1. SCHRITT: ERKUNDE DEIN HAUS

In welcher Lebens- und Beziehungsphase befindest du dich momentan? Welche Themen und Bereich, in deinem Leben sind momentan von Bedeutung, welche Themen rücken in den Vorder- und welche in den Hintergrund? Du kannst dir nun ein Haus vorstellen, in dem es viele verschiedene Räume gibt. Ein Raum kann dein Job sein, einer ist für deinen Sport gedacht und wieder ein anderer ist für deine Beziehung reserviert, falls du derzeit eine hast. Wie viel Raum nehmen diese unterschiedlichen Themen derzeit in deinem Leben ein? Du kannst dir all deine Räume vorstellen, wie sie aussehen, wo sie sich im Haus befinden und welche Wichtigkeit sie momentan für dich haben.

2. SCHRITT: FINDE DEN RAUM DEINER SEXUALITÄT

Natürlich gibt es in diesem Haus auch einen Raum für deine Sexualität. Überlege dir zunächst, wo sich dieser Raum befindet. Vielleicht ist er im Keller oder auf dem Dachboden? Vielleicht ist er im Schlafzimmer integriert und gehört einfach dazu? Wie gut ist der Raum erreichbar? Ist er vielleicht nur sehr schwierig zu finden? Frage dich, wie du in diesen Raum hineinkommst. Benötigst du dafür einen Schlüssel oder ist der Raum immer frei zugänglich? Vielleicht hast nur du diesen Schlüssel? Oder ist er gar verloren gegangen?

3. SCHRITT: WIE SIEHT DIESER RAUM AUS?

Was denkst du, wie oft besuchst du diesen Raum? Ist dieser Teil des Hauses ein Bereich, den du gerne besuchst oder den du eher vermeidest? Ist es ein Raum, den du mit anderen teilst? Vielleicht hast du nun schon etwas Neues über deine Sexualität erfahren. Dieser Raum steht natürlich symbolisch dafür, wohin dein Fokus wandert, wie viel Aufmerksamkeit deine Sexualität bekommt und wie du dich mit ihr fühlst.

4. SCHRITT: BETRACHTE DIESEN RAUM

Überlege nun, ob du dich in den Raum begeben möchtest und welche Gefühle dies in dir auslöst. Warst oder bist du alleine in diesem Raum? Gehe in deinen Gedanken in diesen Raum hinein und fühle, wie es dir dort geht. Was kannst du sehen, was riechst oder hörst du? Du kannst überlegen, welche Einrichtung dieser Raum hat, und auch, ob du das Gefühl hast, dass etwas fehlt.

Mit dieser Übung kannst du dir darüber bewusst werden, was dir fehlt oder dir Sorgen bereitet. Vielleicht hast du jetzt auch ein besseres Gefühl dafür, wie häufig du diesen Raum besuchen möchtest oder wie lange es her ist, dass du darin warst. Vielleicht wird dir klar, dass du deinem Raum mehr Fläche geben willst, oder du spürst, dass dein Raum genau richtig ist, so wie er ist. Vielleicht möchtest du dich nun intensiver mit diesem Raum auseinandersetzten, das kannst du tun, indem du dich bewusst in deinem Raum mit dir selbst verabredest.

ÜBUNG:

ME-TIME

Verabrede dich bewusst mit dir selbst und genieße deinen Raum der Sexualität. Egal ob einmal im Monat oder einmal in der Woche, schaue, was für dich passt. Nutze diese Zeit für dich alleine und finde heraus, was du in dieser Zeit tun möchtest. Denke daran, dass deine Sexualität mehr als Solosex ist. Es kann sein, dass du deinen Raum der Sexualität in der Badewanne verbringen möchtest oder deine Sinnlichkeit auf eine andere Weise schulen möchtest. Vielleicht findest du heraus, dass du vor allem genitale Berührungen schön findest, und genießt jede einzelne Berührung. Oder aber es gefällt dir, deinen Körper zu berühren, ganz ohne genitale Stimulation. Feel free und richte deinen Raum ein!

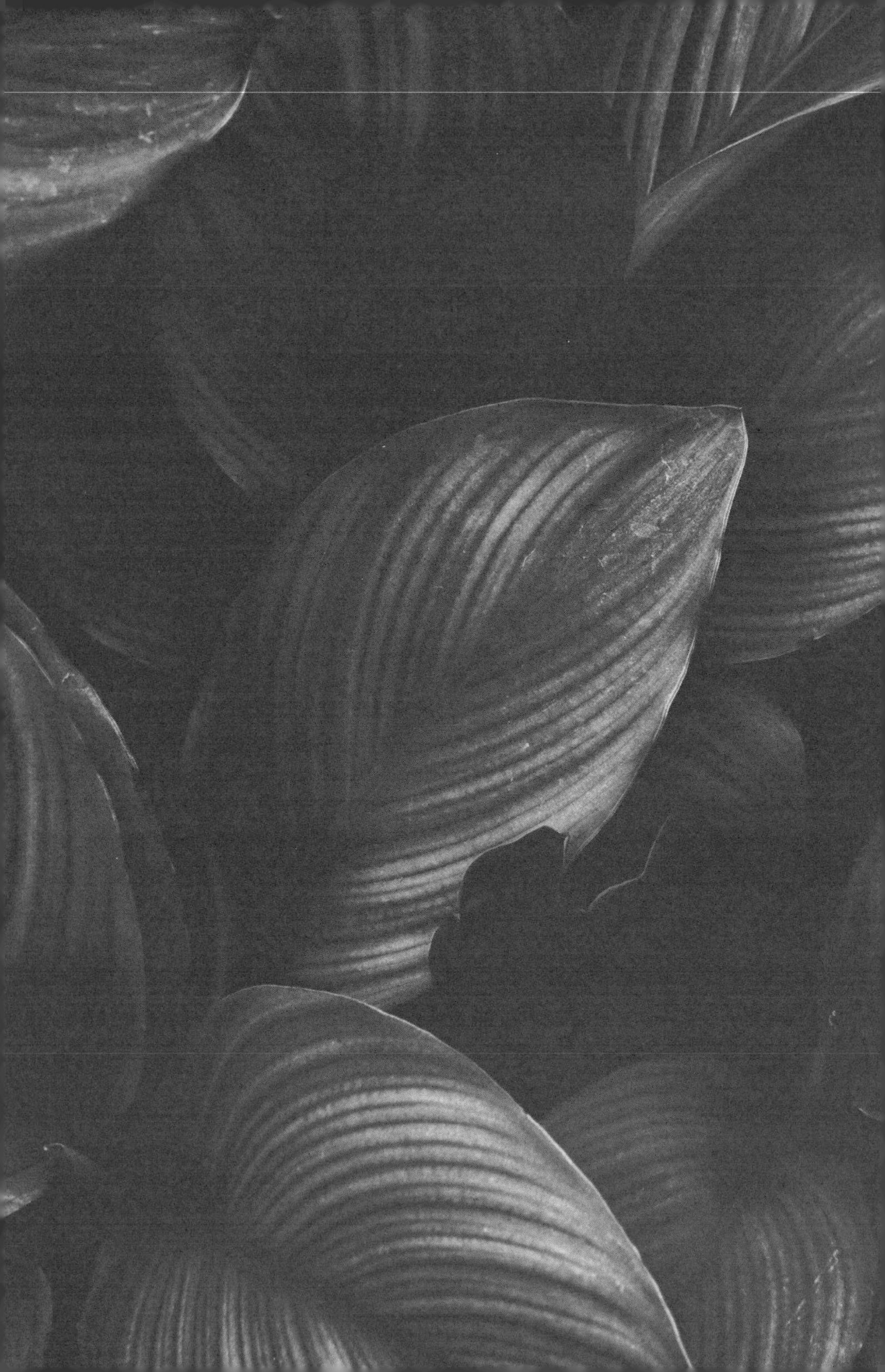

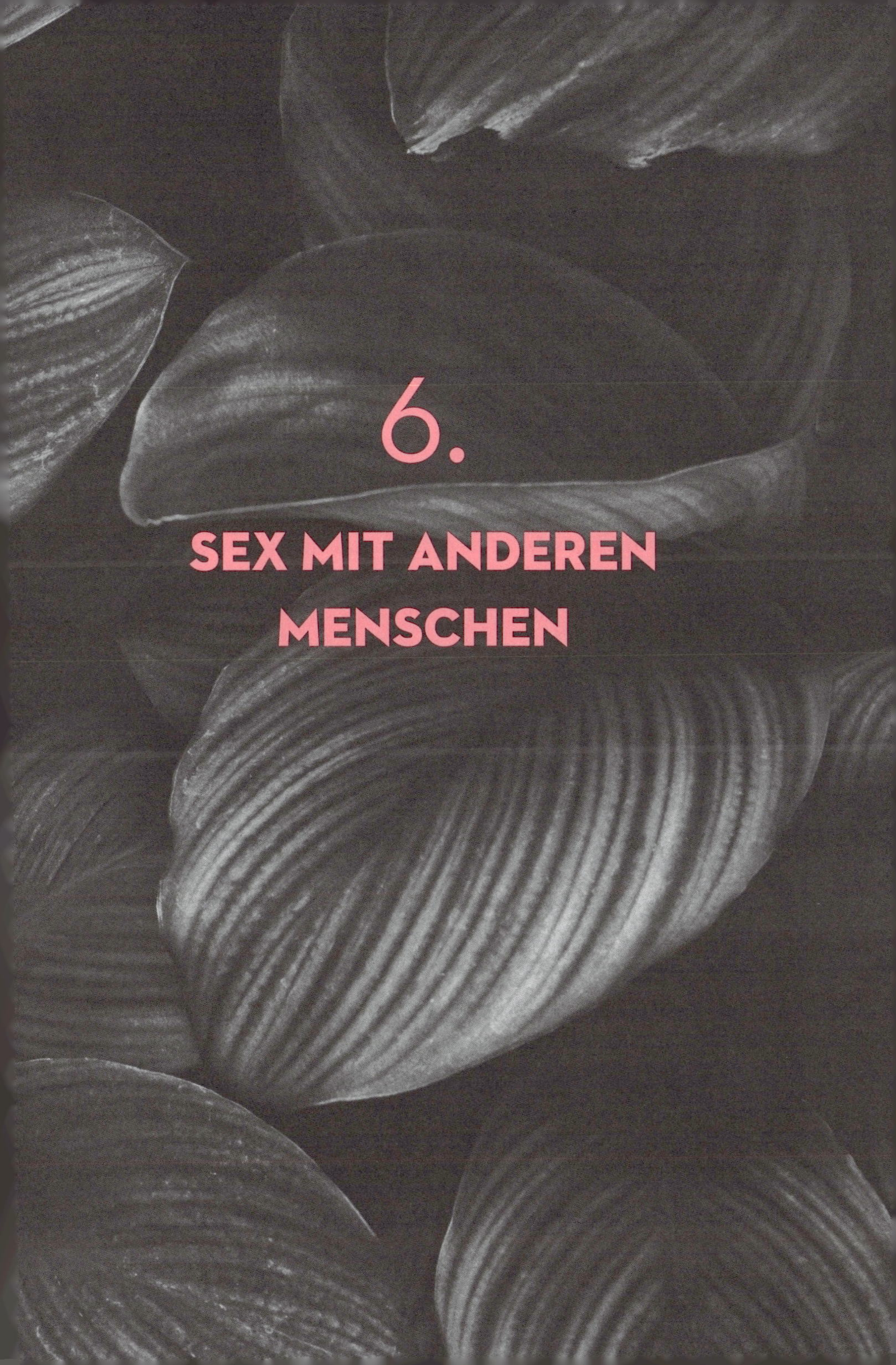

6.

SEX MIT ANDEREN MENSCHEN

Häufig hören und lesen wir, dass wir uns zunächst selbst lieben müssen, bevor uns andere Menschen lieben können, und wir zuerst Solosex haben sollten, damit wir auch wissen, was uns eigentlich gefällt. Zu beiden Aussagen sage ich: Jein! Ja, es kann ein Weg zum gemeinsamen Sex sein, wenn jede Person für sich herausfindet, was sich beim Solosex gut anfühlt, welche Berührungen wir mögen und welche nicht. Ebenso kann es hilfreich sein, sich selbst zu akzeptieren und anzunehmen, vielleicht sogar zu lieben, um offen für die Liebe anderer Menschen zu sein. Aber es gehört eben auch dazu, dass jeder Mensch hin und wieder Selbstzweifel hat, sich selbst nicht sonderlich mag und sich auch sexuell nicht zeigen möchte. In diesen Momenten, vielleicht sogar Momenten des Selbsthasses, kann es hilfreich sein, Partner*innen oder Freund*innen an der Seite zu haben, die uns genau so annehmen, wie wir sind. Liebe anzunehmen und zuzulassen, kann dabei genauso herausfordernd sein, wie sich selbst anzunehmen. Manchen Menschen fällt die eine Sache, anderen die andere leichter und manchmal können wir gar nichts, sind wütend oder traurig. Lass mich dir eines sagen: Das ist okay. Es ist in Ordnung, wenn wir uns mies fühlen und es Tage gibt, die uns wirklich zu schaffen machen. Wir müssen nicht jeden Tag gut drauf sein, uns annehmen und lieben oder gesund essen, um ein guter Mensch zu sein. Natürlich ist es etwas anderes, wenn diese Phase, in der es dir nicht gut geht, schon sehr lange anhält, und es kann sein, dass du dir Hilfe holen darfst, damit es dir wieder besser gehen wird. Der Beginn für Selbstliebe und Selbstannahme kann also sein, dass du lernst, dich lieben zu lassen, und Menschen in dein Leben lässt, die es gut mit dir meinen, die dich unterstützen möchten und für dich da sind. Es ist egal, ob du mit ihnen Sex hast oder nicht, ob es Partner*innen oder Freund*innen sind.

Sex mit anderen Menschen ist für viele Menschen eine Herausforderung, sie fühlen sich nicht gut damit oder haben wenig Lust. Anderen fällt es leichter, sich Menschen zu öffnen, sich hinzugeben, wieder andere versuchen, durch viel Sex Bindung aufzubauen, oder sie haben einfach Spaß an Sex. Wieder andere möchten keinen Sex haben, egal mit wem oder wo. Sex ist so individuell, wie alle Menschen es sind. Wir haben in diesem Buch nun viel über Sexualität und Sex erfahren, über unsere sexuellen Skripte und über die Stimulation der Genitalien. Und all diese Informationen helfen dir auch dabei, deine Sexualpartner*innen zu verstehen, denn natürlich haben auch sie Fragen bezüglich ihrer Sexualität.

Alle Krisen, egal ob negativ oder positiv, können Chancen für dein oder euer Wachstum sein, und Lustlosigkeit, Kommunikationsschwierigkeiten oder Sehnsüchte bedeuten nicht das Ende eurer Beziehung. Wenn dein*e Partner*innen deine Bedürfnisse ablehnen, kann das aber sehr verletzend und schwierig sein, und doch ist es normal, dass ihr vielleicht unterschiedliche Bedürfnisse in Sachen Sex habt. Denke daran, dass ein Nein nicht immer ein Nein zu dir, sondern zu einer Sache und eine wichtige Grenze aufzeigt. Beziehungen – egal ob zu uns selbst oder zu anderen Menschen – bergen viel Verletzbarkeit. Sexualität kann durch Nähe und Zuneigung einer anderen Person befriedigt werden, wenn wir abgelehnt werden, kann uns das traurig machen. Denke immer daran, dass all die Gedanken, die du hattest, während du dieses Buch gelesen hast, auch Gedanken sein werden, die deine Partner*innen haben können.

Ich finde den Gedanken sehr hilfreich, dass jeder Mensch – auch in Beziehungen – zunächst selbst für seine eigene Sexualität zuständig ist und die Verantwortung selber trägt, sexuell befriedigt zu sein. Das bedeutet nicht, dass es nicht auch eine gemeinsame Sexualität geben darf, aber es kann frei machen von Druck und Leistung. Denke immer daran, dass wir ganz unterschiedliche »Los«- und »Stopp«-Mechanismen in Bezug auf Sex haben. Es kann also sein, dass für dich Stress ein »Los« bedeutet und du bereit für Sex bist, um dein Bedürfnis nach Entspannung zu befriedigen, für deinen Partner oder deine Partnerin aber der

Stress ein »Stopp« ist. Es kann hilfreich sein, diese für sich selbst und seine Partner*innen zu kennen und zu akzeptieren. Was ist deine Lust-Bremse, was dein Lust-Beschleuniger? Ich möchte dir nun einige Übungen mitgeben, die du gemeinsam mit deinen (Sexual-)Partner*innen machen kannst.

INTIME MOMENTE

Was ist das Geheimnis von langen Beziehungen? Und wie kann die Lust erhalten bleiben? Diese beiden Fragen beschäftigt sehr viele Menschen. Ich erlebe sehr häufig, dass Menschen, die mit dem Thema Lustlosigkeit in meine Praxis kommen, dies bereits aus anderen Beziehungen kennen und ihnen nicht fremd ist. Die Frage nach Anziehung und Spannung, Leidenschaft und Verlangen interessiert uns alle irgendwie. Das Paradoxe dabei ist, dass wir uns häufig eine*n Partner*in wünschen, mit dem/der wir alles teilen können – unsere Gedanken, unser Leben. Wir wünschen uns eine Seelenverwandtschaft. Was wir dabei aber vergessen: Wie sollen wir bei einem Menschen, den wir in- und auswendig kennen, der unsere Gedanken zu Ende denkt und immer an unserer Seite ist, Spannung und Spontaneität erzeugen und den Wunsch nach Leidenschaft erfüllen? Menschen lernen von romantischen Filmen, was – vor allem Männer – alles tun, um die Frau zu erobern. Drama und Leidenschaft – das wünschen wir uns, oder? Doch Drama und Leidenschaft bedeuten eben auch: Drama schafft Leiden. Es entsteht ein schmaler Grat zwischen Seelenverwandtschaft, Erotik und Lust. Wir sehen auch kaum Filme, in denen wir einen Einblick bekommen, wie es nach dem Drama weitergeht: Menschen, die immer Drama benötigen, werden vielleicht auch nicht in langen Beziehungen bestehen und sich wohlfühlen. Es kann also sein, dass du Panik bekommst, wenn die Beziehung »langweilig« wird, weil der Alltag einzieht. Ich kann nicht erwarten, dass mein*e Partner*in all meine Bedürfnisse befriedigt. Wenn ich selbst für meine Sexualität verantwortlich bin, was bedeutet das für mich, meinen Solosex und für meine Beziehungen?

Ich möchte dir das an einem Beispiel veranschaulichen: Ihr kennt bestimmt die Serien *Der Bachelor* und *Die Bachelorette, Prince Charming* und *Princess Charming*. In diesen Serien sucht eine Person die Liebe des Lebens – aus 20 Teilnehmer*innen. Was passiert genau, wenn so viele Menschen mit unterschiedlichen Vorstellungen von Liebe, Sex und Beziehungen aufeinandertreffen? Diese eine Person wird nun alle 20 kennenlernen und sie einzeln daten. Und jetzt wird es interessant: Jeder dieser 20 Menschen wird einen Teil der Persönlichkeit ansprechen. Zum Beispiel kann es sein, dass derjenige/diejenige, der/die sich einen einzigen Menschen aussuchen darf, mit einer Teilnehmerin super lachen kann, mit einer anderen hingegen intensive Gespräch führen und bei einer weiteren Lust haben kann, sie zu küssen, und vielleicht sogar großartigen Sex mit ihr haben wird. Nun erwarten wir aber, dass es eine einzige Person geben muss, die alle diese Facetten vereint. Unsere Erwartungen wachsen und wir wollen sie finden – die Person unserer Träume. Genau darin liegt die Gefahr, denn ein Mensch kann nicht all deine Träume und Sehnsüchte befriedigen. Es ist in Ordnung, wenn du dich selbst auch um einige Dinge kümmerst. Dies kann zum Beispiel bedeuten, dass es dir wichtig ist, Freundschaften zu pflegen und ein Gefühl von Zugehörigkeit auszuleben, und vielleicht mag dein Partner oder deine Partnerin das nicht. Das ist okay.

Und erinnere dich daran, dass wir zu Beginn einer Beziehung häufig mit vielen Hormonen und Gefühlen konfrontiert sind, weshalb es normal ist, dass wir nur Augen für die andere Person haben. Diese Hormone und Gefühle werden sich mit der Zeit aber verändern, und das ist gut, denn für deinen Körper bedeutet dieser Zustand Stress. Er bedeutet auch, dass wir häufig viel Sex, manchmal mehrmals am Tag haben. Dies wird sich aber verändern und es wird eine neue Realität entstehen müssen für eure Beziehung. Das kann dazu führen, dass sich der Sex, den wir wie im Porno performen, nach Nähe anfühlt, in Wirklichkeit er aber Distanz und Schutz vor wirklicher Nähe schafft. Daher möchte ich euch eine Übung zeigen, mit der es euch gelingen kann, euch intim anzunähern.

ÜBUNG:

INTIME MOMENTE SCHAFFEN

Sucht euch einen Raum, in dem ihr ungestört seid und 20 Minuten Zeit für euch habt. Macht es euch bequem, setzt euch gegenüber und schaut euch fünf Minuten schweigend in die Augen. Während dieser fünf Minuten könnt ihr bereits darüber nachdenken, ob sich etwas verändert. Wie geht es dir damit, wird es mit der Zeit vielleicht leichter oder sogar schwerer? Wie lange kommt dir die Zeit insgesamt vor?

Diese Übung klingt ziemlich simpel, doch sie benötigt eine sehr große Überwindung. Es kann viele Emotionen auslösen, wenn ihr die Ruhe und das Sich-Ansehen wirklich aushaltet. Für viele ist diese Übung zunächst sehr unangenehm, und das ist vollkommen in Ordnung. Die Emotionen und Gefühle, die zum Vorschein kommen können, sind nicht vorhersehbar. Von Trauer, Wut bis Lachen kann alles dabei sein. Ein Blick kann Unbehagen auslösen, die Intensität kann beängstigend sein. Vielleicht möchtet ihr der Situation entfliehen, wenn ihr anfangt zu lachen oder den Blick abwendet? Nehmt euch Zeit, um in der Situation anzukommen, und öffnet euren Blick für eure Partner*innen. Ihr könnt euer Gegenüber auch bewusst in eure

Gedanken einladen und sie/ihn anlächeln. Blinzen ist natürlich erlaubt, doch versucht, nicht zu sprechen.

Im Anschluss könnt ihr euch darüber austauschen, wie ihr euch mit dieser Übung gefühlt habt, welche Gedanken ihr hattet und welcher Teil sehr unangenehm war. Welche neuen Erkenntnisse habt ihr durch diese Übung gewonnen? Sprecht nun darüber, ob ihr euch auch beim gemeinsamen Sex anschauen möchtet. Sind diese Momente ähnlich, wie ihr sie gerade erlebt habt, oder fühlt ihr euch beim Sex besser oder unwohler damit, gesehen zu werden? Diese Übung kann euch dabei helfen, euch mit all euren Sorgen, Wünschen und Ängsten wahrzunehmen.

ÜBUNG:

BERÜHR MICH!

Eine weitere tolle Übung ist eine Fortsetzung eurer sexuellen Landkarte, der Lovemap (siehe Abschnitt »Erogene Zonen und Lustpunkte finden«, ab Seite 166), mit der du dich bereits auseinandergesetzt hast. Vielleicht erinnerst du dich noch daran, welche Berührungen dir gefielen, welche du nicht mochtest und welche du dir in Zukunft häufiger wünschst? Bei dieser Übung geht es nun darum, diese Lustpunkte deinen Partner*innen zu zeigen. Dafür habt ihr unterschiedliche Möglichkeiten. Vielleicht möchte dein Gegenüber zunächst die Übung alleine für sich vorbereiten, sodass ihr mit den gleichen Voraussetzungen beginnt, ihr könnt aber auch direkt starten und du überraschst deine Partner*innen mit deinen Lustpunkten.

1. VARIANTE: IHR BEIDE KENNT EURE LOVEMAP

Sprecht über eure individuelle sexuelle Landkarte. Ihr könnt euch eure Zeichnungen zeigen oder nur beschreiben, welche Berührungen euch gut gefallen, welche euch sogar erregen und welche euch weniger sexuelle Lust fühlen lassen. Vielleicht erinnerst du dich an meine Klientin, die ihrem Partner erklärte, wie sie gerne an ihren Brüsten berührt werden möchte? Der Partner wusste gar nicht, dass es sie nicht erregte, wenn er leicht in die Brustwarzen biss. Als er begann, ihre Brust nur noch mit seiner Zunge zu berühren, erregte das meine Klientin so sehr, dass sich damit auch der Sex veränderte – für beide. Häufig nehmen wir einfach nur an, was unserem Gegenüber gefällt, weil wir es so gelernt haben oder unsere Partner*innen stöhnen oder andere vermeintlich lustvolle Geräusche vermitteln. Das sagt uns aber sehr wenig darüber, was unserem Gegenüber tatsächlich gefällt. Es kann sich lohnen, darüber in Austausch zu kommen.

2. VARIANTE: LERNT GEMEINSAM EURE LOVEMAP KENNEN

Besorgt euch Plakate oder große Papierbögen und malt eure Körper gegenseitig ab. Ihr könnt mit einem dicken Stift jeweils eure Körper umranden. Versucht, behutsam an euren Körper entlangzufahren. Ihr entscheidet, ob ihr dies mit Kleidung oder nackt machen wollt. Erklärt euch anschließend anhand der Eins-zu-eins-Umsetzung eures Körperbildes, welche Berührungen euch gefallen und welche ihr in Zukunft mehr in eurer Sexualität oder beim Sex einbauen wollt. Die Körperbilder könnt ihr aufheben und immer mal wieder anschauen, jederzeit erweitern und immer wieder nutzen, um über eure Bedürfnisse ins Gespräch zu kommen.

3. VARIANTE: ZEIGT EUCH EURE LOVEMAP

Einer von euch beiden legt sich auf den Rücken – ob mit Kleidung oder ohne, ist euch überlassen – und zeigt seine Lieblingsstellen direkt am Körper. Danach wechselt ihr die Position und die andere Person ist dran. Ihr könnt dabei unterschiedliche Ansätze testen: Ist es euch angenehmer, wenn ihr artikuliert, was euch gefällt? Oder wollt ihr sie lieber mit direkten Berührungen zeigen, ohne dabei zu sprechen?

Diese Herangehensweise ist mit Sicherheit die offensivste, aber auch hier – wie bei den anderen beiden Varianten – muss es nicht zum Sex kommen. Alle drei Varianten haben natürlich das Potenzial, Erregung und Lust zu erzeugen. Nutzt sie, wenn ihr möchtet, oder aber nutzt es nur dafür, Neues über euch und eure Partner*innen zu erfahren.

ÜBUNG:

DIE STIMULATION – WIE UND WO IHR EUCH BERÜHREN KÖNNT

In Kapitel 5, »Solosex« (ab Seite 171), gibt es eine Übung für Berührungen und Stimulationen beim Solosex. All diese Berührungen – mit Fingern, Federn, Stoffen, Toys – könnt ihr nun auch zu zweit umsetzen. Zur Vervollständigung gebe ich hier nun auch Impulse für Menschen mit Penis.

PENIS

- Der Penis ist ein sehr empfindliches Organ und leider liest man häufig, dass der Penis gerne auch etwas grober oder härter angefasst werden darf. Doch viele Menschen mit Penis finden das nicht immer lustvoll. Probiere sanfte Bewegungen aus und achte darauf, dass du die, falls vorhanden, Vorhaut nicht schnell und grob vor- und zurückziehst.

→ Besonders die Eichel ist sehr empfindlich. Streiche mit deinen Fingern vorsichtig über den Penis, variiere den Druck. Ihr könnt Gleitgel, Eiswürfel oder Schokoladensoße verwenden. Achtet darauf, dass es nicht zu heiß oder kalt ist, und erfragt immer, ob es sich gut anfühlt, sollte das Organ nicht zu deinem Körper gehören. Viele Menschen sind es nicht gewohnt, beim Sex nach Consent gefragt zu werden, doch es kann sich lohnen, dies in die Sexualität einzubauen. Der Penis hat natürlich noch mehr Bereiche als nur die Eichel und die Vorhaut. Der Penisschaft und auch der Bereich hin zum Damm sind für viele Menschen sehr reizvoll und erregend. Lasst euch mit den Lippen oder dem Mund am Penis berühren.

HODEN

→ Der Hoden kann ein empfindsamer und lustvoller Bereich sein und darf in den Solosex oder partnerschaftlichen Sex miteinbezogen werden. Achtet auch hier auf den Druck und versucht euch immer mit Vorsicht heranzutasten. Startet lieber immer mit weniger Druck oder Kälte.

→ Ihr könnt euch gegenseitig mit einer Feder oder anderen Materialien berühren, auch der Penis oder Hoden kann so stimuliert werden. Und natürlich könnt ihr auch hierfür Toys nutzen.

RÜCKEN

→ Ein schöner Rücken kann entzücken? Genau, vor allem beim partnerschaftlichen Sex ist dieser häufig sehr wenig im Fokus, dabei kann der Rücken sehr empfindsam sein. Ihr könnt mit Federn, Massagebällen oder Cremes experimentieren oder eure Zungen benutzen.

ANALSPIEL

- → Auch beim gemeinsamen Analspiel oder Analverkehr solltet ihr immer Gleitgel nutzen und über Consenten sprechen, also über das, was du möchtest und was nicht.
- → Geschlechtskrankheiten können durch Analverkehr natürlich genauso übertragen werden, daher solltet ihr auf die Verhütung achten, wie beispielsweise ein Lecktuch oder ein Kondom.

VIBRATOREN FÜR ZWEI UND MEHR PERSONEN

Sex ist auch dann Sex, wenn sich die andere Person nicht im selben Raum befindet. Zum Beispiel könnt ihr über das Telefon, Video oder durch Sexting (Texten und Sex) verbunden sein, dafür gibt es auch Vibratoren. Diese funktionieren über eine Fernsteuerung oder eine App, die ermöglicht, dass du Solsex und Sex mit anderen Personen haben kannst, die nicht vor Ort sind. Diese eignen sich für Fernbeziehungen, aber auch für neue Varianten beim Solosex. Außerdem gibt es viele Vibratoren, die zu zweit oder gemeinsam mit weiteren Menschen verwendet werden können. Ihr könnt dafür Paarvibratoren für Penis und Vulva/ Vagina nutzen oder für Vulva und Vulva oder Penis und Penis. Die Auswahlmöglichkeiten sind unbegrenzt und eurer Fantasie keine Grenzen gesetzt. Einige Vibratoren können zum Beispiel bei der gemeinsamen Penetration genutzt werden oder beim gemeinsamen Masturbieren. Außerdem gibt es Fingervibratoren oder Handschuhe mit Noppen. Achtet darauf, die Toys zwischendurch zu reinigen, um euch vor Geschlechtskrankheiten zu schützen, wenn ihr gemeinsam die Toys beim Sex nutzt. Darüber hinaus gibt es gibt Fesseln, Strap-ons oder Liebesschaukeln. Du kannst auch mal einen Blick in die Bereiche BDMS und Fetisch werfen, wenn du neugierig bist. Traut euch, etwas Neues kennenzulernen und zu entdecken. Es ist egal, ob oder wie ihr Toys einsetzt, solange du und deine Partner*innen Spaß dabei haben. Denke daran, dass Kommunikation das Wichtigste ist und du auch für dich alleine nichts tust, bei dem du denkst, du müsstest es tun, um sexuell zu sein.

GEMEINSAM ZUM HÖHEPUNKT

»Wie schaffen wir es, gemeinsam zum Orgasmus zu kommen?«

»Wenn ich Solosex habe, komme ich immer zum Höhepunkt, mit meinem Partner leider nie.«

Diese und ähnliche Sätze höre ich häufig von meinen Klient*innen und viele der Paare standen wegen sexueller Schwierigkeiten vor dem Aus. Sex hat für Partnerschaften einen sehr hohen Stellenwert und viele Menschen definieren ihre Beziehung darüber, wie häufig sie Sex haben. Sex, vor allem Sexlosigkeit, kann sehr viel Druck auf eine Partnerschaft ausüben und Trauer, Wut und Einsamkeit auslösen. Ich möchte dir noch mal mit auf deinen Weg geben, dass Sex deine Beziehung nicht definiert, es aber gleichzeitig auch dein gutes Recht ist, deine Lust und den Sex in deiner Beziehung zu vermissen und dich dafür einzusetzen, wieder eine intensivere gemeinsame Sexualität zu leben. Hierfür folgen nun ein paar Übungen. Die erste Übung soll euch zunächst dazu befähigen, über Sexualität zu sprechen. Eure Kommunikation ist dabei die Basis für eure sexuelle Kommunikation. Hilfreich kann es zum Beispiel auch sein, wenn deine Partner*in auch dieses Buch liest und ihr darüber ins Gespräch kommt, oder vielleicht sogar das Buch gemeinsam bearbeitet. Solltet ihr darüber hinaus den Wunsch nach einer Beratung oder Therapie haben, möchte ich euch noch mal dazu ermutigen, diesen Schritt zu gehen. Ich weiß, dass es häufig auch für männlich sozialisierte Personen schwierig ist, über Gefühle und Emotionen mit einer fremden Person zu sprechen, oder überhaupt darüber zu sprechen. Ebenso können auch Frauen durch unsere Gesellschaft Kommunikationsstile erlernt haben, die es ihnen kaum ermöglichen, über ihre Gefühle, Wünsche oder Sorgen zu sprechen. Ich möchte euch daran erinnern, dass Sex eine Form der Kommunikation ist, dass Sexualität und Sex nicht dieselben Dinge sind und es sich lohnt, euch damit zu befassen, um euch langfristig besser zu fühlen.

Warum fällt es uns überhaupt so schwer, mit unseren Partner*innen über Sex zu sprechen? Die Gründe dafür sind natürlich vielfältig und individuell, aber vielleicht hast du bereits eine Vorstellung davon bekommen, warum es dir manchmal schwerfällt – oder deinen Partner*innen. Denn manchmal ist es ja auch so, dass es uns überhaupt nicht schwerfällt, über Sex zu sprechen, dafür aber über Nähe und Verletzlichkeit. Jeder Mensch hat eine andere Form der Kommunikation erlernt und persönliche Gründe für Scham oder Ängste. In Kapitel 4, »Deine sexuelle Entwicklung« (ab Seite 147) hast du dich damit auseinandergesetzt.

Meine Klientin Sophie zum Beispiel wuchs in einem Haushalt auf, in dem sehr viel gestritten wurde. Es gehörte zum Alltag, dass die Eltern genervt und gestresst waren, immer wurde etwas »bemängelt«. Für Sophie fühlte sich diese Anspannung so an, als ob sie immerzu aufpassen müsste, was sie sagte oder tat, aus Sorge, ihre Eltern würden ansonsten unvorhersehbar reagieren – wütend oder sauer. Diese Form der Kommunikation war und ist für Sophie normal. Wenn sie sich in einer solcher Situation befindet und die Kommunikation so abläuft, weiß sie – auch wenn das sehr paradox klingt–, dass alles in Ordnung ist. Nun hat Sophie einen Partner, Anton. Bei Anton wurde ganz anders kommuniziert: gar nicht. Anton hat gelernt, dass Rückzug eine Form der Kommunikation ist. Für ihn war es normal, dass Themen einfach nicht besprochen wurden. Das hatte zur Folge, dass auch nie gestritten wurde. Es gab nur den einen oder anderen Wutanfall seines Vaters.

Wo liegt nun das Problem in ihrer Beziehung? Für Sophie bedeutet Antons Schweigen, dass mit ihr oder ihrer Beziehung etwas nicht stimmt. Sie hat ja gelernt, dass alles gut ist, wenn viel und laut gesprochen wird, gestritten, geweint oder geschrien. Das fehlt allerdings in der Beziehung mit Anton und für Sophie ist es schwierig zu verstehen, dass alles okay ist und sie sich sicher fühlen kann. Anton hingegen hat auch das Gefühl, dass hier etwas nicht stimmen kann, denn er hat gelernt: Alle ist in Ordnung, wenn nicht darüber gesprochen wird. Diese gegenteiligen Verhaltensmuster führte dazu, dass sie kein gemeinsames Kommunikationsmuster entwickeln konnten, was wiederum sexuelle Lustlosigkeit zur Folge hatte.

Wie ist das bei euch: Wann könnte es sich für dich lohnen, deine Kommunikation zu verändern und wie würde deine Partnerschaft oder deine Beziehung zu anderen Menschen dadurch profitieren? Im nächsten Schritt könnt ihr konkret über eure Sexualität sprechen. Was blockiert dich oder hält dich davon ab? Häufig sind es verschiedene Dinge, dazu gehören Gefühle wie Scham und Ängste. Du hast inzwischen verschiedene Einblicke bekommen und dich mit Sicherheit mit diesen negativen Emotionen auseinandergesetzt. Nun geht es ans Eingemachte und ihr könnt gemeinsam erkunden, was dich genau beschämt oder besorgt, wenn du mit deinen Partner*innen über Sex sprichst. Wenn du unangenehme Gefühle hast, zum Beispiel nicht gut genug zu sein, verklemmt oder zu freizügig, versuche zu hinterfragen, was tatsächlich der Wahrheit entspricht und was an diesen Zuschreibungen falsch oder verletzend ist.

ÜBUNG:

KOMMUNIKATIONSMUSTER

1. SCHRITT: WELCHES MUSTER BRINGT IHR JEWEILS MIT?

Findet heraus, welche Kommunikationsmuster in eurer Kindheit erlernt wurden, egal ob in deiner Familie oder durch andere Bezugspersonen. Überlege dir anhand des Beispiels von Sophie und Anton, wie in eurer Familie kommuniziert wurde, was »normal« war und wie du dieses Muster heute auslebst. Folgende Fragen können euch dabei helfen:

1. Wie wurde in deiner Familie gestritten?
2. Wie wurde mit Lob umgegangen?
3. Wie wurde Zuneigung und Liebe gezeigt?
4. Konntest du deine Probleme jederzeit ansprechen?
5. Haben dir deine Eltern erklärt, warum sie böse waren und warum die Situation so hitzig wurde?
6. Hast du gelernt, dass es in Ordnung ist, wenn man sich mal schlecht fühlt?
7. Hast du gelernt, dass schlechte Gefühle vorbeigehen?
8. Haben sich Menschen in deinem Umfeld für Dinge entschuldigt und Fehler zugegeben?
9. Welche Gefühle werden bei dir ausgelöst, wenn eure Kommunikation anders läuft? Kennst du Ohnmacht, Wut, Angst, Traurigkeit?

2. SCHRITT: WELCHE DYNAMIKEN ERZEUGEN EURE ERLERNTEN MUSTER?

Im Anschluss könnt ihr euch über eure neuen Erkenntnisse austauschen. Was habt ihr Neues über euch und eure Beziehung gelernt? Welches Muster bringt ihr aktuell in die Beziehung mit und welche Auswirkungen hat das auf eure Sexualität?

ÜBUNG:

LET'S TALK ABOUT SEX!

1. SCHRITT: SPRECHT ÜBER EURE SCHAMGEFÜHLE

Versuche dich einmal in deine*n Partner*in hineinzuversetzen. Was, glaubst du, denkt er oder sie über deine Sexualität und euren gemeinsamen Sex? Welche Schambereiche hat er/sie, die es schwierig machen, über das Thema zu sprechen? Vielleicht ergeht es euch tatsächlich ähnlich?

2. SCHRITT: SPRECHT ÜBER EURE ÄNGSTE

Fragt euch gegenseitig, welche Ängste ihr habt. Hast du Angst vor Ablehnung und fällt es dir deshalb schwer, über Sexualität und Sex zu sprechen? Plagen dich Ängste, dass dein*e Partner*in nicht versteht, wie du dich fühlst? Machst du dir Sorgen, er/sie könnte komisch über dich denken?

3. SCHRITT: SPRECHT ÜBER EURE WÜNSCHE

Neben all den Ängsten haben wir auch Angst davor, unsere Partner*innen mit unseren Wünschen zu verletzen. In Abschnitt »Bedürfnisse und Lust« (ab Seite 126) zum Thema sexuelle Wünsche, haben wir bereits gelernt, wie schambehaftet es sein kann, sexuelle Wünsche zu erkennen und sie zu benennen. Denke daran, dass es einen Unterschied zwischen Wunsch und Fantasie gibt und nicht alles, was du fantasierst, auch in die Tat umgesetzt werden will. Es ist also vollkommen okay, nicht alle Fantasien zu teilen. Wenn du es doch möchtest, frage deine Partner*innen, ob das in Ordnung ist, denn diese neuen Erkenntnisse können Druck oder Ängste bei deinen Partner*innen auslösen, nicht zu genügen. Damit ihr besser ins Gespräch kommt, könnt ihr euch folgende Fragen stellen:

1. Wie wurdest du aufgeklärt?
2. Wurde über das Thema Sex in eurer Familie gesprochen oder war es ein Tabu?
3. Fällt es dir schwer, über Sex zu sprechen? Warum eigentlich?
4. Würdest du dich gerne mit mir über Sex unterhalten?
5. Ich würde gerne mit dir über Sexualität sprechen, ich finde, wir könnten beide davon profitieren.
6. Hattest du schöne erste sexuelle Erlebnisse oder hast du dich nicht gut dabei gefühlt?
7. Wie fühlt sich Sex für dich an?
8. Hast du Solosex?
9. Welche Berührungen findest du eigentlich schön?
10. Wünschst du dir etwas, dass du gerne bei unserem Sex ausprobieren möchtest?

11. Möchtest du einmal mit mir eine Übung aus diesem Buch machen?

GEFÄLLT DIR DAS? KOMMUNIZIERE DEINE BEDÜRFNISSE!

Da ihr nun mehr über euch, eure Kommunikation und eure gemeinsame Sexualität herausgefunden habt, möchte ich euch zeigen, wie ihr dieses Wissen beim Sex und für euren Sex einsetzen könnt. Denkt daran, dass es kein »richtig« oder »falsch« gibt und ihr immer für euch schauen könnt, wie weit ihr gehen wollt und wann ihr euch nicht mehr wohlfühlt. Lasst uns üben, über Consent zu sprechen. Wie könnt ihr herausfinden, was euren Partner*innen gefällt und ob das, was ihr tut, auch in Ordnung ist? Das Prinzip ist simpel, hat aber eine große Wirkung auf eure gemeinsame Sexualität, eure Sicherheit und euer Vertrauen. Consent bedeutet, dass ihr die Zustimmung der anderen Person einholt. Das klingt zum Beispiel so: »Ist es für dich in Ordnung, wenn ich dich an dieser Stelle berühre?« Consent kann im Alltag erlernt werden und dann beim Sex eingesetzt werden, ihr könnt also jederzeit üben, auch dann, wenn ihr keinen Sex habt.

ÜBUNG:

CONSENT ÜBEN

Mit diesen Beispielen könnt ihr üben, wie ihr Consent in eure Sexualität integrieren könnt:

1. Ist es für dich in Ordnung, wenn ich dich küsse?
2. Gefällt es dir, wenn ich dich hier berühre?
3. Ist es in Ordnung, wenn wir heute beim Sex penetrieren?
4. Wollen wir Oralverkehr haben?
5. Möchtest du Analsex haben?
6. Welches Safeword wollen wir nutzen?
7. Darf ich deine Brüste berühren?
8. Soll ich weitermachen?
9. Soll ich aufhören?
10. Möchtest du, dass ich was anderes mit meinen Händen tue?

Mit diesen Beispielen könnt ihr üben, euch sicher miteinander zu fühlen. Diese Sätze schaffen eine Basis des Vertrauens. Vielleicht wollt ihr diese testen oder einfach einmal darüber sprechen, wie es sich für euch anfühlt, diese Sätze zu lesen und zu hören.

ÜBUNG:

GEMEINSAME ATMUNG UND BEWEGUNG

1. SCHRITT: WIE KOMMST DU ZUM ORGASMUS?

Führe dir vor Augen, was dir beim Solosex gefällt: Die Atmung, die Spannung und Entspannung deines Körpers, die Bewegungen und Berührungen. All das, was dir gutgetan und dich zum Orgasmus geführt hat, kannst du dir ins Gedächtnis rufen. Wie liegst du, wie bewegst du dich, wie atmest du, was denkst du und was tust du mit deinen Händen? Bist du angespannt und ganz steif oder fühlst du dich ganz weich und bewegst dein Becken und deinen Körper im Rhythmus? Diese Informationen sind auch für Sex mit anderen Menschen von Bedeutung, vor allem, wenn es um den Orgasmus geht.

2. SCHRITT: WIE KOMMT IHR ZUM ORGASMUS?

Was ist beim partnerschaftlichen Sex anders? Welche Gedanken verhindern den Zugang zu deiner Lust, was blockiert dich, um in deine Lust und in deine Bewegung zu kommen? Manchmal kann es zum Beispiel sein, dass die Partner*innen die Hände ganz anders bewegen als wir selbst, dass sie keinen Druck ausüben, aus Sorge, dich zu verletzen, oder viel zu fest drücken. Nun könnt ihr eure neuen Kommunikationsskills einsetzen: »Ich liebe es, wenn du mehr Druck ausübst«, oder: »... wenn du sanfter reibst«, oder: »... wenn du die ganze Hand auf meine Vulva legst«.

3. SCHRITT: WIE KOMMT IHR IN EINE GEMEINSAME BEWEGUNG?

Versuche nun, deine Bewegungen, die du beim Solosex genießt, den gemeinsamen Bewegungen anzupassen. Du kannst versuchen, die Beckenbodenschaukel (siehe Seite 84) einzubinden. Bewege dein Becken hoch und runter oder zur Seite. Du kannst es auch wippen und dazu deinen Brustkorb bewegen, indem du ihn senkst. Damit lenkst du deine Aufmerksamkeit auf deinen eigenen Körper und du kannst so deine Brüste und deinen Po besser spüren. Wenn du möchtest, kannst du deinen Partner*innen erzählen, was du machst und warum: »Ich probiere, mich anders zu bewegen, damit ich dich besser spüren kann.«

4. SCHRITT: VERBINDET EUCH MITEINANDER

Während ihr nun eure Bewegungen aufeinander abstimmt, versuche, dich mit deinen eigenen Empfindungen zu verbinden. Was spürst du? Welche Bewegungen sind förderlich, welche lenken dich ab? Wo spürst du die Hand deiner Partner*innen oder wo möchtest du sie lieber spüren? Du kannst nun auch deinen Atem bewusst einsetzen. Öffne deinen Mund und lass einfach zu, was passiert. Es ist nicht schlimm, komisch oder peinlich, Geräusche beim Sex zu machen, genauso wie es nicht wichtig ist, zu stöhnen, um zu zeigen, dass es dir gefällt. Versuche, dich mehr auf dich und deine Atmung zu konzentrieren, und du wirst merken, dass es euch helfen kann, einen gemeinsamen Rhythmus zu finden. Auch deine Genitalien können Geräusche machen, wenn zum Beispiel Luft aus deiner Vagina austritt – Lachen hilft auch beim Sex, um zu entspannen.

ÜBUNG:

STELLUNGSWECHSEL

Überlegt euch, in welchen Sexpositionen ihr euch wohlfühlt und welche Stellungen sich für den eigenen Körper und euren gemeinsamen Sex eignen, um Spaß zu haben. Welche Stellungen möchtet ihr nicht (mehr)?

Es kommt nicht darauf an, wie häufig ihr die Stellung wechselt oder was ihr alles ausprobiert, sondern wie wohl ihr euch damit fühlt. Für den gemeinsamen Sex ist es von wichtiger Bedeutung, dass du dich sicher fühlst.

Meine Freundin Meike erzählte mir eines Tages, dass sie beim Sex mit ihrem Freund Noah eine Sexstellung besonders schrecklich fand, eine, in der sie sich auf ihn setzte, mit dem Rücken zu seinem Gesicht und er direkt auf ihren Po schauen konnte. Das war ihr so unangenehm, denn sie befürchtete, er könnte ihre Hämorriden oder den Anus sehen. Diese Gedanken stellten sich mit der Zeit schon vor dem Sex ein, und so kam es kaum noch zur gemeinsamen Sexualität. Nur eine einzige Stellung kann so großes Unwohlsein auslösen, dass Sexualität nicht mehr gelebt wird. Deshalb ist es wichtig, dass ihr euch für Stellungen entscheidet, die euch beiden Sicherheit vermitteln. Das betrifft auch Menschen, die Übergriffe erlebt haben und für die es grundsätzlich unangenehm ist, wenn sie eine andere Person auf sich liegen spüren, da es sie zu sehr an schlechte Erlebnisse erinnert. Es kann dann hilfreich sein, in eine Position zu gehen, in der weniger Gewicht auf dem eigenen Körper lastet oder aber weniger Berührungen im Allgemeinen stattfinden. Es empfiehlt sich, bei diesem Thema immer auch mit einer Therapeutin oder einem Therapeuten zu sprechen.

Ebenso kann eine Stellung dafür verantwortlich sein, ob du einen Orgasmus hast oder nicht. Zum Beispiel könnte es sein, dass du in manchen Positionen deine Klitoris nicht gut erreichst oder ein Vibrator nicht optimal integriert werden kann. Bei manchen Stellungen kannst du deine Hand sehr gut an deiner Klitoris bringen, oder deine Partner*innen, in manchen ist sie nicht erreichbar. Denke daran, dass es vollkommen in Ordnung ist, deine Hände oder ein Toy beim partnerschaftlichen Sex zu nutzen.

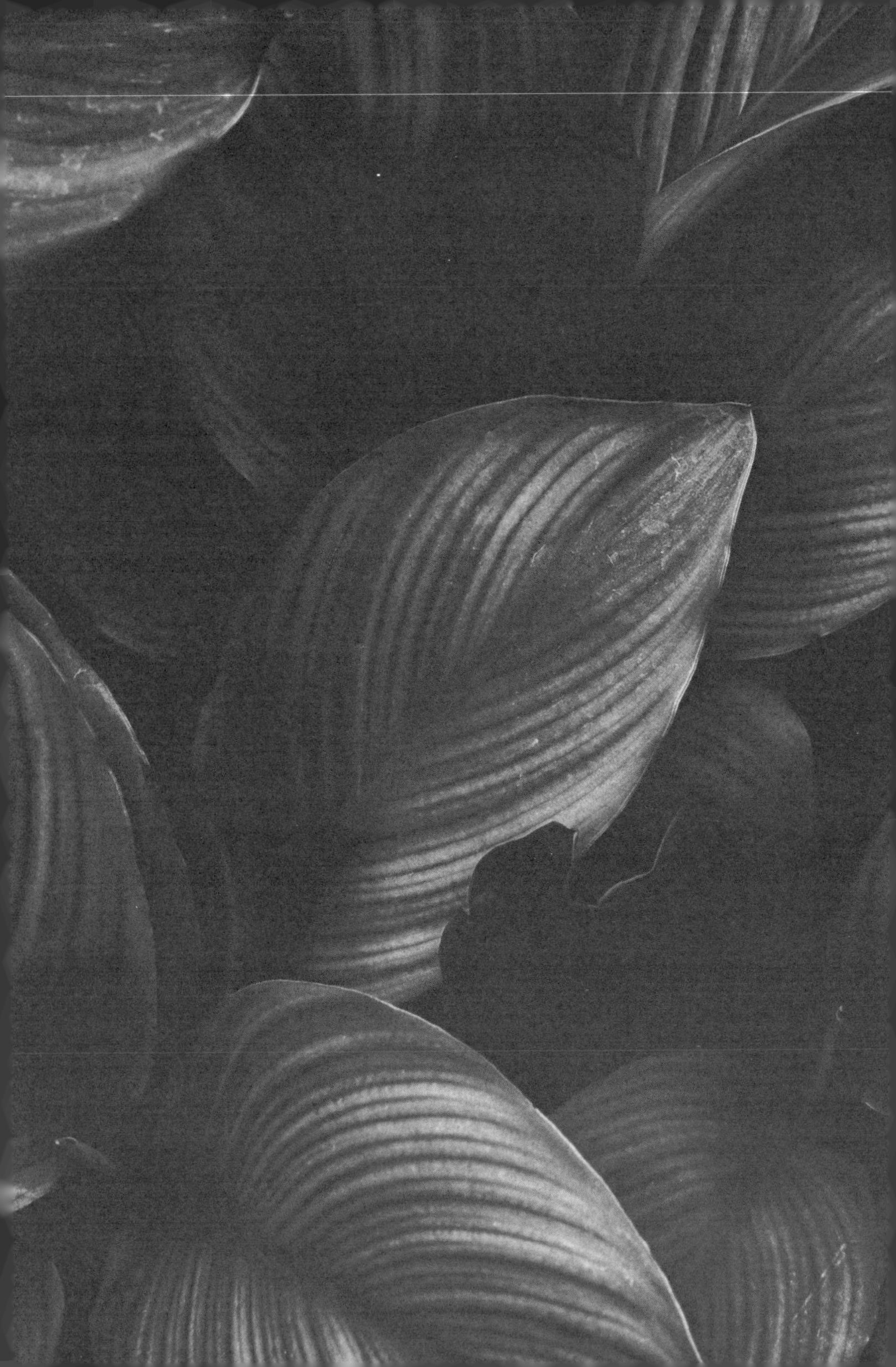

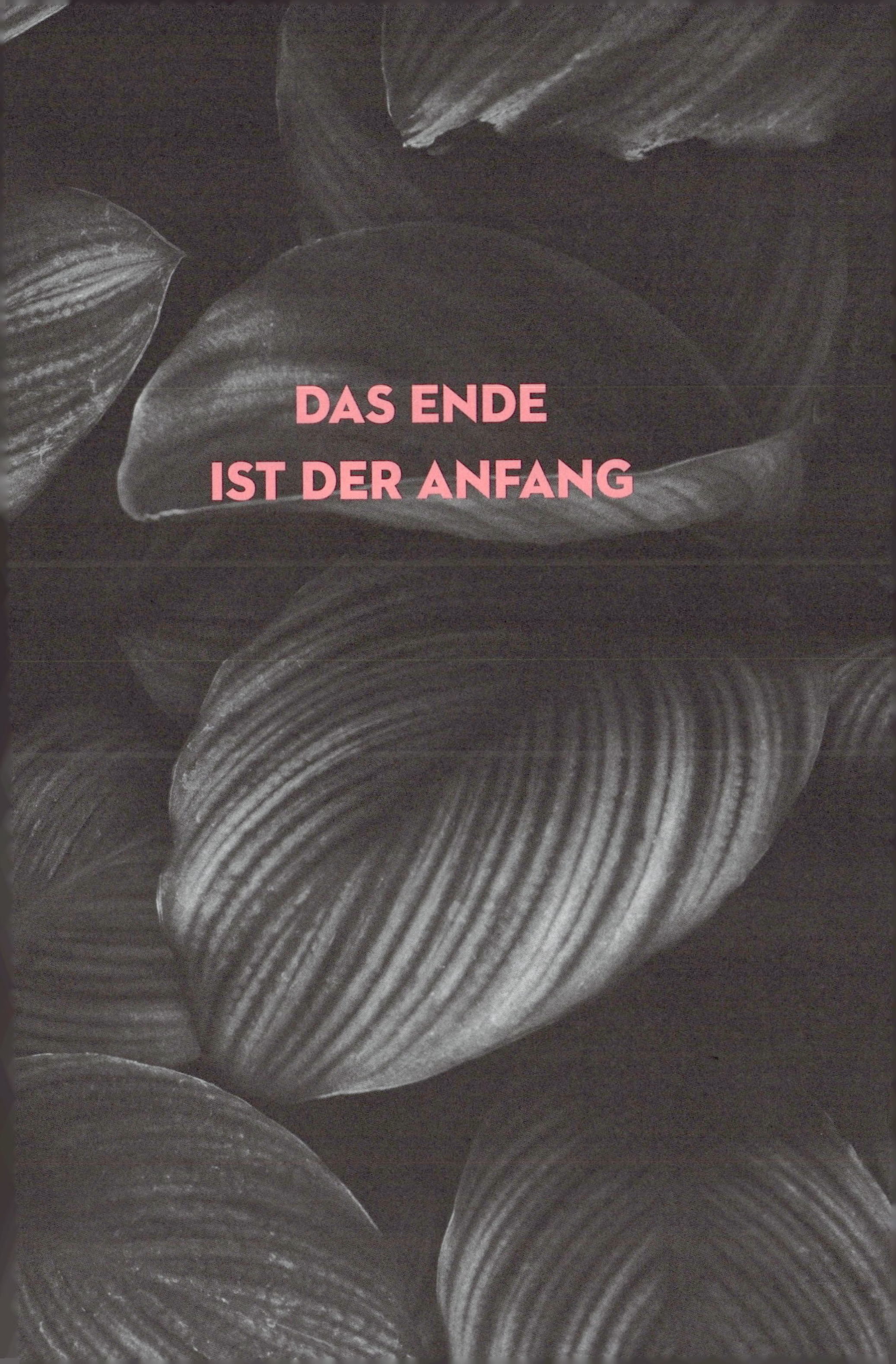

DAS ENDE IST DER ANFANG

Wir sind am Ende angelangt, deine Reise zu deiner sexuellen Lust hat aber erst begonnen. Wir haben viel über unseren eigenen Körper gelernt, ihn mit den eigenen Händen und anderen Hilfsmitteln erkundet. Jede Minute, die frei von Druck ist und die du mit dir selbst genießen kannst, ist eine wertvolle Minute für deine Sexualität und dein sexuelles Wohlbefinden. Ich kann dich nur dazu ermutigen, dranzubleiben, wenn du das möchtest, dich weiter mit deinen Glaubenssätzen zu beschäftigen und zu beobachten, wie alles im Fluss bleibt und sich die Sexualität auch in den Jahren und mit wachsenden Erfahrungen verändert. Hab Vertrauen in dich und in deinen Körper. Du bist wundervoll!

Ich spreche mit so vielen Menschen über das Thema Sexualität und ich habe gelernt, dass Sexualität etwas sehr Wertvolles und Schönes ist, Sex aber nur ein Teil davon ist und nicht für jeden Menschen die passende Form ist, die eigene Sexualität auszuleben. Du bist toll und genau richtig so, wie du bist – egal, ob du jeden Tag oder einmal im Jahr Sex hast. Es kann sein, dass du für dich entscheidest, Sexualität ausschließlich durch Solosex zu leben, dir Berührungen und Zuneigung wünschst oder jeden Tag Sex haben möchtest. Alles ist okay und normal, solange es dir und allen Beteiligten guttut.

Vergiss nicht, dass wir alle sexuelle Wesen sind – von Geburt bis zum Tod. Es ist normal, dass wir nicht immer Lust und Spaß am Sex und phasenweiße keinen Sex haben. Du kannst jederzeit deine Sexualität alleine oder mit vielen verschiedenen Partner*innen entdecken – das ist schön und ein wichtiger Teil deiner Sexualität. Es ist vollkommen normal, wenn wir mit unseren Körpern oder mit unserer Sexualität struggeln. Es kann frustrierend sein, wenn deine Partner*innen keine Lust auf Sex haben, du aber eine große Sehnsucht verspürst oder ihr während des Kinderwunsches nur noch nach Plan Sex habt. Denk daran, dass wir jederzeit Neues dazulernen und unsere Sexualität und unseren Sex immer verändern können, wenn wir möchten. Nimm deine Lust und deine Bedürfnisse in die Hand, mache deine Lust zu deiner

Priorität und kümmere dich um dein Verlangen. Du wirst etwas über dich und dein Leben herausfinden. Genieße deine neuen Erkenntnisse und dass du dich immer ein Stück besser kennenlernen darfst. Du kannst dein erotisches und sexuelles Gefäß befüllen, mit allem, was du möchtest und was dir Spaß macht. Das meine ich gar nicht im übertragenen Sinne: Du kannst all das, was dich in diesem Buch inspiriert hat und du gerne weiter in deinem Leben behalten möchtest, jeweils auf einem Zettel notieren und diese Zettel in ein Gefäß legen. Sieh es als Prozess, so kannst du deine sexuelle Landkarte stetig erweitern.

Es kann dich stark machen, deine Lust und deine Sexualität zu entdecken, und dich dabei unterstützen, dich selbst anzunehmen. Deine Sexualität kann dir helfen herauszufinden, was du beim Sex und im Leben willst. Vertraue dir selbst und schau, wohin die Reise geht.

DANKE

Schon bevor ich mich dazu entschieden habe, als Sexualtherapeutin zu arbeiten, habe ich mich mit diesem Thema beschäftigt. Auch ich befinde mich auf dieser Reise und habe schon viel über mich, meinen Körper, meine Lust, aber auch über meine Verletzlichkeit und meine Sehnsüchte erfahren. Ich weiß, wie schmerzhaft es sein kann, Dinge über sich, die eigene Sexualität, die Vergangenheit und frühere Beziehungen herauszufinden. Ich habe aber auch erfahren, wie heilsam es sein kann, zu verstehen, warum wir wie handeln. Es ist hart, Emotionen wie Trauer, Wut und Verzweiflung zulassen, und doch so befreiend und wertvoll. Ein Grund, warum ich begonnen habe, meine Arbeit auf Instagram zu zeigen, war dieser Wunsch: Ich möchte dir helfen, deine Sexualität besser zu verstehen, sie zu genießen und zu leben. Ich möchte dir helfen, deine Wut, Angst und Freude zu nutzen, damit es dir besser geht. Ich will vor allem über Mythen und falsche Vorstellungen aufklären, damit die Scham keine Macht mehr über uns hat und wir frei entscheiden können, ob, mit wem und wann wir Sex haben wollen oder nicht.

Damit ich diesen Job machen kann, habe ich viel Unterstützung aus meinem Umfeld bekommen. Zwei der wichtigsten Menschen sind meine Mutter und mein Partner, sie unterstützen mich immer und ich möchte ihnen von Herzen danken. Dank meiner Mutter habe ich früh gelernt, was Feminismus ist. Ich musste immer wieder selbst erleben, wie Menschen von unserer Gesellschaft behandelt werden, die alleinerziehend und berufstätig sind, und bin daher so stolz auf meine Mutter, dass sie immer die Kraft und Stärke hatte, mir ein gutes Vorbild und eine liebevolle Mutter zu sein. Ich weiß, welchen Weg du dafür auf dich genommen hast.

Meinem Partner Daniel kann ich nicht genug dafür danken, dass er mich immer unterstützt und mich ermutigt, meinen Weg weiterzugehen, egal was andere sagen oder denken. Daniel unterstützt mich aber nicht nur durch seine Liebe, er ist für all meine Designs und Grafiken verantwortlich. Er hat *Lustfaktor* ein Gesicht gegeben, und dafür werde ich ihm immer dankbar sein. Es ist aber die Unterstützung im Hintergrund, die mein Herz berührt. Daniel liebt mich auch an Tagen, an denen ich es nicht kann und das ist das schönste Gefühl überhaupt. Danke, dass du dich mit all diesen Themen auseinandersetzt, die mir wichtig sind.

Ich danke meiner Familie für ihre Unterstützung, egal wie – ob sie die Sendungen anschauen oder Podcasts hören, in denen ich zu Gast bin, oder ob sie mir Mut machen. Ich danke vor allem meiner Tante Billa und meiner Cousine Chris. Ich bin dankbar für alle Menschen, die in meinem Leben sind – ihr seid das Wichtigste.

Ich danke meinen Freund*innen, die mich bei meiner Arbeit unterstützen, aber vor allem dann für mich da sind, wenn sich Selbstzweifel breitmachen. Ich danke euch für eure Inspiration und dafür, dass ihr ihr seid!

Und natürlich danke ich meinen Klient*innen und meinen Follower*innen, die mir ihre Geschichten anvertrauen und sich öffnen. Ich bewundere euren Mut und danke euch, dass ihr diesen Prozess für euch geht.

Ein großer Dank geht an den Verlag für die tolle Zusammenarbeit, vor allem Ariane Novel, die dafür verantwortlich ist, dass dieses Buch überhaupt entstanden ist. Vielen Dank für deine Idee und deine sensible Art, mich zu unterstützen.

ANHANG

MEINE EMPFEHLUNGEN

Ich möchte euch einige wertvolle Podcasts, Bücher und Apps mit auf den Weg geben, die mich selbst inspirieren und die ich meinen Klient*innen weitergebe. Natürlich könnt ihr mir auch immer eine Nachricht über Instagram oder per E-Mail schreiben, wenn ihr eine Frage habt.

BÜCHER

Ich glaube nicht an Gott, doch täte ich es, hieße sie Emily Nagoski. Denn sie ist eine Queen. Von ihr habe ich das meiste gelernt, was ich heute weiß. Sie war der Anstoß für meine Neugierde, vor allem ihr Buch *Komm, wie du willst* (Knaur 2015). Sollte dich das Thema Sexualität nun auch so gepackt haben, empfehle ich dir, mit diesem Buch zu starten. Außerdem möchte ich dir *Sexuell verfügbar* von Caroline Rosales (Ullstein 2019) ans Herz legen. Ich selbst begann mit diesem Buch, über meine eigene Sexualität nachzudenken und sie Schritt für Schritt zu heilen. Weitere Bücher, die ich dir empfehlen möchte:

1. Caroline Criado-Perez: *Unsichtbare Frauen. Wie eine von Daten beherrschte Welt die Hälfte der Bevölkerung ignoriert* (btb 2020)
2. Şeyda Kurt: *Radikale Zärtlichkeit. Warum Liebe politisch ist* (Harper Collins 2021)
3. Katja Lewina: *Sie hat Bock* (Dumont 2021)
4. Svenja Gräfen: *Radikale Selbstfürsorge. Jetzt! Eine feministische Perspektive* (Eden 2021)
5. Margarete Stokowski: *Untenrum frei* (Rowohlt 2016)

6. Sharon Dodua Otoo: *die dinge, die ich denke, während ich höflich lächle ...* (Fischer 2017)
7. Fatma Aydemir und Hengameh Yaghoobifarah (Hrsg.): *Eure Heimat ist unser Albtraum* (unter anderem mit Beiträgen von Sasha Marianna Salzmann, Sharon Dodua Otoo, Max Czollek, Mithu Sanyal, Olga Grjasnowa, Margarete Stokowski) (Ullstein 2019)
8. Mithu M. Sanyal: *Vulva. Die Enthüllung des unsichtbaren Geschlechts* (Wagenbach 2019)

Und natürlich möchte ich euch auch das Journal und Tagebuch empfehlen, das ich gemeinsam mit Annabell Neuhof gestalten durfte:

9. Annabell Neuhof und Julia Henchen: *Ohjaaa! Journal für deine Lust* (Beshu Books 2021)

PODCASTS

Die folgende Liste meiner Empfehlungen ist nur ein kleiner Ausschnitt einer riesigen Auswahl. Alle Podcasts haben die Themen mentale Gesundheit, Sexualität oder Feminismus. Ich freue mich, wenn etwas für dich dabei ist. Bei einigen Podcasts, die sich mit dem Thema Sexualität beschäftigen, durfte ich selbst schon dabei sein. Ich habe euch dazu eine Info gepackt und hoffe, dass ihr diesen Hinweis in Ordnung findet. Ihr findet die Podcasts über alle gängigen Plattformen.

1. Kim Hoss und Berit: *Herz und Sack*
2. Kabu: *Kabusbox*
3. Leila Lowfire und Toyha Diebel: *Weibers*
4. Riccardo Simonetti: *Stereotyped*
5. Hanna Schumi und Melodie Michelberger: *Gepflegte Gespräche*
6. Caro, Jackline und Paul: *Matata*
7. Alice und Maxi: *Feuer & Brot*

8. Jaide und Joana: *Black & Breakfast*
9. Mino Riot, Paul Ninus, Debora Vogt: *Kaffee & Konsens* (als Gästin in Folge »No pressure, Baby! Über Druck beim Sex«)
10. Lulu: *Selbstverliebt* (als Gästin in Folge »Das erste Mal«)
11. Catrin Altzschner: *1LIVE Intimbereich* (Auch hier durfte ich bereits bei drei Folgen dabei sein. Die Folgen hatten die Themen »Toxische Beziehungen«, »Bindung« und »Die 5 Sprachen der Liebe«.)
12. *PULS* mit Ariane Alter und Kevin Ebert: *Im Namen der Hose* (hier darf ich regelmäßig als Expertin sprechen)
13. Petra: *Belly & Mind* (hier findest du eine spannende Folge mit mir zum Thema Essen und Sex)
14. Ben: *Bens Couch* (in der Folge »Sexmythen« bin ich dabei)
15. Miriam Davoudvandi: *Danke, gut*
16. *Zeit online* mit Melanie Büttner und Sven Stockrahm: *Ist das normal?* (als Gästin in der Folge »So wird das erste Mal schön«)
17. *WDR2* mit Annabell Neuhof und Yared Dibaba: *Ohjaaa! – Sex lieben* (auch hier findest du eine Folge mit mir: »Sexuelle Probleme – wenn es beim Sex nicht klappt«)
18. Magdalena Heinzl: *Sexologisch* (Ich war in Folge 19 „Sex als Beruf" zu Gast.)

SONSTIGES

Es gibt verschiedene Apps, mit deren Hilfe du deinen Zyklus tracken kannst, um ein besseres Gefühl für deinen Körper zu bekommen. Ich kann nur über meine persönlichen Erfahrungen sprechen, du kannst für dich ausprobiere, was dir gefällt, die meisten Apps sind kostenlos. Wichtig ist, dass du weißt, dass diese Apps nicht zur Verhütung gedacht sind, sondern um deinen Körper kennenzulernen. Aber natürlich kannst du Apps auch als Verhütungsmethode nutzen: Man liest allerdings immer wieder, dass diese Methoden zu ungenau sind. Doch wenn du deinen Körper gut kennst und dein Zyklus verlässlich ist, du mit deinem/deiner Gynäkolog*in Rücksprache über die Verlässlichkeit des Eisprungs gehalten hast, ist das eine gute Möglichkeit. Wir sollten lernen, den eigenen Körper besser einzuschätzen, zu vertrauen und uns um ihn zu kümmern – das können alle Menschen, wenn wir sie dazu befähigen. Wichtig finde ich an dieser Stelle zu sagen, dass auch die Antibabypille für manche Menschen die richtige Verhütungsmethode sein kann, vor allem für trans oder nicht binäre Personen, die damit zusätzlich die Menstruation unterdrücken wollen. Wir können nie wissen, warum sich Menschen für oder gegen eine Verhütunsgmethode entscheiden, und daher sollten wir nicht zu schnell urteilen.

1. *Flo Perioden-& Zyklus-Kalender:* Mit dieser App kannst du deinen Zyklus tracken. Diese App möchte ich empfehlen, da sie dir anzeigt, in welcher Zyklusphase du dich momentan befindest. Darüber hinaus bietet sie weitere Infos, die ich sehr nützlich finde.
2. *Maya - Mein Perioden-Tracker:* Ist eine sehr simple und einfache App, um den Zyklus zu verfolgen, ohne Schnickschnack.
3. *Ava Fertility-Tracker:* Diese App ist die teure Variante, bei der du zusätzlich ein Armband bekommst, mit dem nachts deine Werte gemessen und am nächsten Morgen mit deiner App synchronisiert werden. Du bekommst einen monatlichen Bericht über deinen Zyklus per Mail zugeschickt und so einen vertieften Einblick in deinen Zyklus.

EINRICHTUNGEN UND ADRESSEN

In der Regel findest du in jeder größeren Stadt eine Einrichtung von pro familia, an die du dich mit Fragen zu deiner Sexualität wenden kannst. Die Mitarbeiter*innen sind vor allem in den Bereichen Beziehung, Sexualität und sexuelle Bildung fortgebildet und helfen dir sehr gerne weiter. Du kannst anrufen oder eine E-Mail schreiben. Auch für Schwangerschaftsabbrüche sind sie eine gute Adresse. Erst, wenn wir einen freien Zugang zu Schwangerschaftsabbrüchen haben, können wir auch einen freien Umgang mit unserer Sexualität haben. Auf *www.profamilia.de* findest du eine Übersicht aller Einrichtungen in Deutschland.

Eine weitere wichtige Adresse ist der Verein Wildwasser, der ebenfalls in jeder größeren Stadt eine Anlaufstelle anbietet. Der Verein ist eine Beratungsstelle für Menschen, die sexualisierte Gewalt erlebt haben. Wenn du schlechte Erfahrungen gemacht hast, egal in welcher Form, kannst du dich an Wildwasser wenden. Die meisten Angebote sind kostenlos. Schaue doch auf *www.wildwasser.de* vorbei und finde eine Einrichtung in deiner Nähe.

Über Sexualität wollen wir manchmal eben nicht mit unseren Hausärzt*innen sprechen, daher kannst du immer das Gespräch bei deinem/deiner Gynäkolog*in suchen. Du kannst sie nach einer guten Adresse für eine Sexualtherapie oder Beratung fragen. Auf der Seite *https://gynformation.de* findest du Empfehlungen für Gynäkolog*innen in deiner Nähe. Jede Person verdient eine respektvolle, vertrauliche und unvoreingenommene Behandlung.

Ebenso ist die Deutsche Aidshilfe eine gute Adresse, bei der du dich über Sexualität, sexuelle Gesundheit und Verhütung beraten lassen kannst. Schaue unter *www.aidshilfe.de* nach, wo du eine Einrichtung in deiner Nähe findest.

Ein weiterer Tipp von mir ist, dass du dich online nach Therapien umsehen kannst. Es kann sich lohnen, nach Therapeut*innen zu suchen, die nicht in deiner Ecke sitzen, jedoch Onlinetherapien anbieten – zum Beispiel auch in deiner ersten erlernten Sprache, in der du dich wohler fühlst.

Kennst du schon Krisenchat? Das ist ein Beratungsangebot für Kinder, Jugendliche und junge Erwachsene. Hier kannst du rund um die Uhr per WhatsApp oder SMS Kontakt zu professionellen Berater*innen aufnehmen. Du kannst auf der Website *https://krisenchat.de/* eine SMS schreiben.

Neben WhatsApp und SMS gibt es aber natürlich auch Hilfetelefone, die du anonym und kostenlos anrufen kannst. Über die Nummer gegen Kummer kannst du eine telefonische Beratung oder über *https://www.nummergegenkummer.de* eine Onlineberatung in Anspruch nehmen. Das Hilfetelefon gegen sexualisierte Gewalt kannst du kostenlos anrufen, wenn du akute Hilfe oder Informationen benötigst: 08000116016.

Du möchtest eine Beratung oder Therapie bei mir machen? Ich würde mich freuen, wenn du mir eine Anfrage via mail@julia-henchen.de sendest. Ich habe außerdem ein tolles Team mit erfahrenen Berater*innen und Therapeut*innen, die dich zu ganz unterschiedlichen Themen beraten können. Schaue gerne einmal auf meiner Website vorbei: *www.julia-henchen.de.*

ANMERKUNGEN

1 Alle Namen in diesem Buch wurden anonymisiert, um die Persönlichkeitsrechte zu bewahren.

2 Sonja Scheichenberger und Brigitte Scharb: *Spezielle validierende Pflege. Emotion vor Kognition*, Springer-Verlag 2018, S. 73

3 https://infans.de/wp-content/uploads/Bindung-vs-Beziehung.pdf

4 https://www.geo.de/wissen/gesundheit/22098-rtkl-psychologie-es-gibt-keinen-hinweis-dass-ein-unterbewusstsein-existiert

5 Wir können Erlebnisse verdrängen und vergessen, häufig infolge eines Traumas. Dann kann es durchaus vorkommen, dass wir Teile unseres Erlebens nicht mehr erinnern. Das ist wie ein Filmriss, der manchmal mehrere Wochen oder gar Monate anhält. Unser Gehirn ist so damit beschäftig, ein traumatisches Erlebnis zu verarbeiten, dass die Aufnahme für andere Wahrnehmungen schwierig wird. Wir sprechen dann von einer Gedächtnisstörung oder auch dissoziativen Amnesie. Sollte es dir so gehen, möchte ich dich einladen, eine Therapie oder Beratung aufzusuchen. Siehe: https://www.springermedizin.de/emedpedia/psychiatrie-psychosomatik-psychotherapie/dissoziative-stoerungen?epediaDoi=10.1007%2F978-3-642-45028-0_73

6 https://www.stern.de/gesundheit/sexualitaet/sexualforschung-237-gute-gruende-fuer-sex-3267672.html

7 https://www.deutschlandfunkkultur.de/sexualitaet-im-alter-lust-ohne-ende-100.html

8 Siehe dazu folgende Quellen: https://www.stern.de/digital/technik/ende-eines-patriarchalen-mythos—frauen-waren-in-der-steinzeit-jae-

gerinnen-9516676.html und http://madamekali.de/html/sakrale_sexualitat_-_mythos_de.html

9 Carel van Schaik und Kai Michel: *Die Wahrheit über Eva. Die Erfindung der Ungleichheit von Frauen und Männern*, S. 39

10 Thomas Laqueur: *Auf den Leib geschrieben. Die Inszenierung der Geschlechter von der Antike bis Freud*, S. 8

11 Roy J. Levin: »The Clitoris – An Appraisal of its Reproductive, Function During the Fertile Years: Why was it and still is, overlooked in Accounts of female sexual arousal« (www.onlinelibrary.while.com/doi/10.1002/ca.23498 und www.everydayhealth.com/womens-health/the-clitoris-is-important-for-this-reason-too/

12 Karin Schrott: *Das normative Korsett*, S. 45

13 Karin Schrott, *Das normative Korsett*, S. 46 ff

14 Frevert in Schrott, *Das normative Korsett*, S. 45

15 Schrott, *Das normative Korsett*, S. 50f.

16 Klar, der Mann verdient häufig mehr. Das liegt vielleicht auch daran, dass Frauen in der Regel 18 Prozent weniger Geld für dieselbe Arbeit bekommen.

17 Gabriele Meister: »Sigmund Freud«, in: *Zeit Campus* Nr. 2/2015

18 https://www.deutschlandfunk.de/radiolexikon-hysterie-100.html

19 Ein aktuelles Beispiel ist die Veränderung der Menstruation durch die Covid-19-Impfung.

20 https://www.swr.de/swr2/wissen/magnus-hirschfeld-pionier-der-sexualforschung-100.html

21 Die Auswahl der Versuchspersonen rief damals Kritik hervor: Unter den Befragten waren auch 25 Prozent ehemalige männliche Gefangene sowie 5 Prozent männliche Sexarbeiter.

22 Doch es gab auch Kritik. An der Studie selbst und an Kinsey, der wohl selbst ein Doppelleben führte und mit seinen, bevorzugt männlichen, Mitarbeitern eigene unterdrückte Wünsche auslebte. Die Kritik ging so weit, dass Kinsey übergriffiges Verhalten nachge-

sagt wurde. Weiter stand die Forschung zu Kindern und Jugendlichen in Bezug auf Sexualität stark in der Kritik. Siehe auch: https://www.welt.de/gesundheit/article173009473/70-Jahre-Kinsey-Report-Es-gibt-nur-drei-sexuelle-Abnormitaeten.html

23 Was ich auch sehr spannend finde, ist, dass Johnson zweifache Mutter, zweifach geschieden, Studienabbrecherin und Aushilfssekretärin war – zur damaligen Zeit war allein das schon skandalös. Und noch viel skandalöser? Die beiden hatten eine Affäre und heirateten später. Das Skandalöseste daran war aber das: Nach seinem Tod gestand Johnson, dass sie die Heirat gar nicht wollte. Denn als sie sich trennen wollte, sorgte Masters angeblich dafür, dass sie ihren Uni-Abschluss nicht doch noch machen konnte. Im Gegenzug dazu wurde Johnson immer als Co-Autorin genannt. Ach, na dann ...!

24 https://arolsen-archives.org/ueber-uns/standpunkte/die-ns-verfolgung-queerer-menschen/https://www.gwi-boell.de/de/2014/10/10/sexualisierte-gewalt-im-kriegskontext

25 https://www.gwi-boell.de/de/2014/10/10/sexualisierte-gewalt-im-kriegskontext

26 https://www.deutschlandfunk.de/sexualmoral-in-deutschland-im-wandel-schamlose-zeiten-100.html

27 https://www.bpb.de/politik/hintergrund-aktuell/210997/55-jahre-pille/

28 Seit 2019 wird im Beipackzettel der Antibabypille vor einem erhöhten Suizidrisiko durch die Einnahme gewarnt. Es ist belegt, dass durch die Einnahme das Suizidrisiko um das Dreifache ansteigt. Außerdem steigt das Risiko auf Brustkrebs, vor allem nach dem Absetzen und der erneuten Einnahme. Dafür müssen wir zunächst festhalten, dass alle Medikamente eine Wirkung haben, ansonsten würden wir sie wohl kaum nehmen. Jedes Medikament hat Nebenwirkungen. In Dänemark wurde eine ausführliche Studie veröffentlicht, die belegt, dass es einen direkten Zusammenhang zwischen

Depressionen, Suiziden und der Antibabypille gibt. Siehe dazu: https://www.br.de/nachrichten/wissen/warnung-im-beipackzettel-die-pille-erhoeht-das-suizidrisiko,RFsrpFC

29 O'Connell, Helen E.: »The Anatomy of the Clitoris«, *The Journal of Urology*, Vol. 174, S. 1189–1195.

30 https://www.planet-wissen.de/kultur/brauchtum/hochzeit/index.html

31 https://www.bmfsfj.de/bmfsfj/themen/gleichstellung/frauen-und-arbeitswelt/lohngerechtigkeit

32 https://www.sueddeutsche.de/wirtschaft/gender-pay-gap-gleicher-lohn-in-200-jahren-1.4258961

33 Caroline Criado-Perez, *Unsichtbare Frauen*, S. 20, 45 ff

34 Emily Nagoski: *Komm, wie du willst. Das neue Frauen-Sex-Buch*, S. 37

35 https://www.quarks.de/gesundheit/medizin/sexualitaet-wie-unser-biologisches-geschlecht-entsteht/

36 Pylypchuk, 2016; *https://www.welt.de/wissenschaft/article159906716/Diese-OP-legt-das-Geschlecht-des-Kindes-fest.html*

37 Anne Fausto-Sterling: *Sexing the Body*, S. 53; https://www.gleichstellung.uni-freiburg.de/Monitoring/Gender/Vielfalt-Geschlecht

38 Emily Nagoski: *Komm wie du willst*, S. 52.

39 https://www.3sat.de/wissen/wissenschaftsdoku/vulva-und-vagina-neue-einblicke-in-die-weibliche-lust-100.html

40 https://kritischemedizinmuenchen.de/die-geschichte-der-klitoris-ein-podcast/

41 Laura Meritt, *Frauenkörper neu gesehen*, S. 52

42 https://www.bz-berlin.de/klassiker/orgasmus-sex-wie-lange-wie-oft

43 https://www.augsburger-allgemeine.de/wissenschaft/Orgasmus-Studie-Orgasmus-der-Frau-Warum-nur-65-Prozent-beim-Sex-mit-Maennern-kommen-id40761501.html

44 Roy J. Levin: »The Clitoris – An Appraisal of its Reproductive Func-

tion During the Fertile Years: Why Was It, and Still Is, Overlooked in Accounts of Female Sexual Arousal«

45 Die gesamte Aufklärung in der Schule ist mit Angst besetzt. Jugendliche sehen mich verdutzt an, wenn ich ihnen sage, dass Sex niemals Schmerzen verursachen sollte – auch nicht beim ersten Mal. Wenn ich erkläre, dass es kein Jungfernhäutchen gibt, sind viele ziemlich überrascht und glauben das manchmal auch nicht. Wenn ich dann frage, wo das Menstruationsblut hinfließt, wenn da tatsächlich eine Haut etwas verschließen würden, verändert das ihren Blick auf das Genital. Die wenigsten setzen sich mit ihrem Genital auseinander, die meisten haben es aus Scham noch nie angeschaut. Es gibt Familien, die, unabhängig der religiösen Ausrichtung, erwarten, dass beim ersten Sex ein blutiges Bettlaken als Beweis der Jungfräulichkeit gezeigt werden muss. All das ist schlichtweg falsch. Es gibt kein Häutchen, das einreißen kann, und schon gar nicht kann jemand feststellen, ob man schon einmal Sex hatte.

46 Emily Nagoski: *Komm, wie du willst*, S. 53

47 https://www.aerzteblatt.de/archiv/48792/Ernst-Graefenberg-Wer-(er)fand-den-G-Punkt

48 https://www.researchgate.net/publication/275367684_Female_Ejaculation_G_Spot_A_Spot_and_Should_We_Be_Looking_for_Spots

49 Ernst Gräfenberg: The Role of the Urethra in Female Orgasm. In: *International Journal of Sexology*. Band 3, Nr. 3, 1950, S. 145–148 (*online* Auf: academia.edu).

50 https://www.omgyes.com/de/press

51 Stephanie Haerdle: *Spritzen. Geschichte der weiblichen Ejakulation*, S. Vorwort

52 Siehe folgende Websites: https://happyvagina.de/zervix-cervix-gebarmutterhals-orgasmus/; https://www.zeit.de/zeit-magazin/leben/2016-07/zervix-sex-orgasmus-gebaermutterhals; https://www.focus.de/gesundheit/ratgeber/ann-marlene-henning-im-gespraech-orgas-

mus-zu-frueh-zu-spaet-oder-gar-nicht-das-raet-die-sexualtherapeutin_id_12719531.html

53 Die Beckenbodenschaukel kommt aus dem Sexocorporel, einer Methode, die in der Sexualtherapie häufig Anwendung findet, da sie alle sexuellen Funktionalitäten der menschlichen Sexualität berücksichtigt und konkrete Übungen anbietet, die auch zu Hause durchführt werden können, um einen ganzheitlichen Zugang zur individuellen Sexualität zu finden.

54 www.instgram.de/staci.swan

55 https://www.prostata.de/lexikon/sperma

56 Ann-Marlene Henning und Jesper Bay-Hansen: *Männer*, S. 90 ff

57 Ann-Marlene Henning und Jesper Bay-Hansen: *Männer*, S. 119

58 https://www.focus.de/gesundheit/news/einmal-taeglich-sex-bei-kinderwunsch_id_2441584.html

59 https://www.prostata.de/lexikon/sperma

60 Emily Navgoski: Komm, wie du willst, S. 300 ff

61 https://www.transx.at/Pub/OP_Genital_MF.php und https://www.lubos-kliniken.de/fachbereiche/transgenderzentrum/mann-zu-frau/einzelschritte-der-op/

62 https://www.frauenaerzte-im-netz.de/erkrankungen/bakterielle-vaginose/bakterielle-besiedelung-und-ph-wert-der-vagina/

63 Dania Schiftan: *Coming Soon. Orgasmus ist Übungssache*, S. 14 ff

64 W.H. Masters und V.E. Johnson: *Human Sexual Response*.

65 https://web.archive.org/web/20130517124711/http://www2.hu-berlin.de/sexology/ATLAS_DE/html/die_vier_phasen_der_sexuellen_1.html

66 https://web.archive.org/web/20130517124711/http://www2.hu-berlin.de/sexology/ATLAS_DE/html/die_vier_phasen_der_sexuellen_1.html)

67 Emily Nagoski: *Komm, wie du willst*, S. 353 ff

68 Elisabeth Anne Lloyd: *The Case of the Female Orgasm. Bias in the Science of Evolution*

69 https://sexocorporel.com/de/was-ist-sexocorporel/

70 https://www.derstandard.de/story/2000097135956/menstruation-in-den-religionen-unrein-und-gefaehrlich

71 Und anstatt Pornos zu tabuisieren, wäre es sogar wichtig, mit Jugendlichen über Pornos zu sprechen. Darüber, was sie dort sehen können und was nicht. Was sie tun können, wenn sie etwas sehen, was sie besorgt oder erregt. Ich, als Frau, muss außerdem sagen, dass ich es sexistisch finde, wenn Filme in die Kategorie »frauenfreundlich« und »Für Männer« eingeteilt werden, denn das impliziert, dass Frauen nicht alles sehen »können« oder ganz besondere Fantasien haben, die vielleicht weniger hart sind. Aber Fantasien, Wünsche und Lust sind individuell und es ist vollkommen normal und okay, wenn du harten Sex hast oder diesen in Pornos nur sehen möchtest.

72 Emily Nagoski: *Komm, wie du willst*, S. 321

73 Es ist wichtig, dass bei diesen Angeboten deine Grenzen bewahrt werden. Deshalb möchte ich dir an dieser Stelle eine Person empfehlen, die sehr sensibel ist: Viktoria Krug aus Graz. Du kannst dir im Internet auch ein Set für zu Hause bestellen. Vielleicht ist das ein schönes Geschenk für dich selbst oder deine Partner*innen? Du findest ihr Angebot auf Instagram: @vulvacasting

74 Wenn du sichergehen möchtest, dass Pornos, die du konsumierst, unter fairen Bedingungen produziert wurden, kannst du dich auf deren Website umschauen und recherchieren. Ein wichtiger Hinweis kann die Bezahlung sein, denn kostenlose Inhalte werden meist auch sehr günstig produziert.

75 https://www.mdr.de/geschichte/ddr/alltag/vibrator-lust-sex-erfindung-dildo-100.html

ÜBER DIE AUTORIN

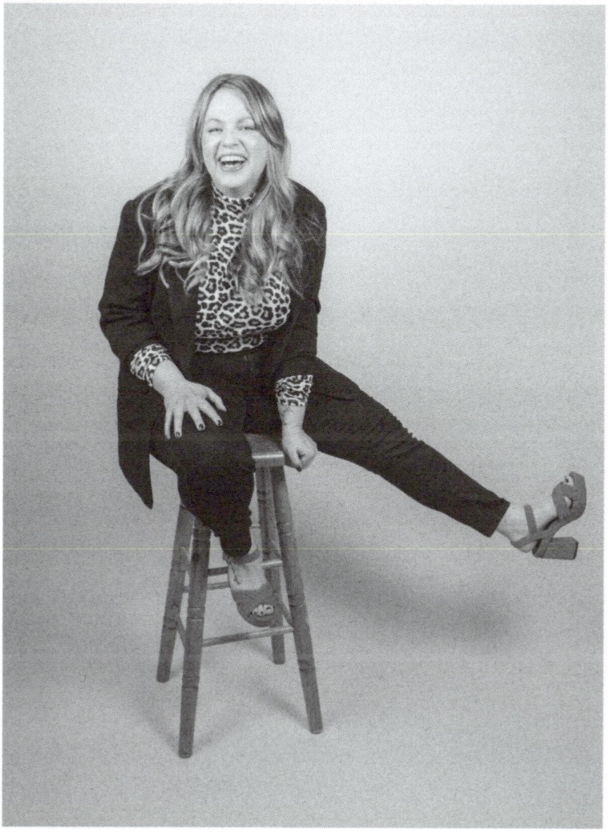

© Kim Hoss

Julia Henchen ist systemische Beziehungs-, Paar- und Sexualtherapeutin und Sexualpädagogin. Ihr Fokus liegt derzeit auf der Thematik Sexualität, Bindung und Trauma. Auf Instagram betreibt sie den reichweitenstarken Kanal »Lustfaktor«, auf dem sie Fragen aus der Community beantwortet, Mythen und verbreitete Glaubenssätze entlarvt. Sie lebt in der Nähe von Stuttgart, wo sie auch ihre eigene Praxis betreibt und vor allem online Paar- und Sexualtherapie anbietet.